AF465927

DE

L'EMPIRISME

Paris. — Imprimerie de L. MARTINET, rue Mignon, 2.

ASSOCIATION POLYTECHNIQUE

FONDÉE PAR LES ANCIENS ÉLÈVES DE L'ÉCOLE POLYTECHNIQUE

POUR L'ENSEIGNEMENT GRATUIT DES OUVRIERS

(33e ANNÉE)

CONFÉRENCES

SUR

L'EMPIRISME

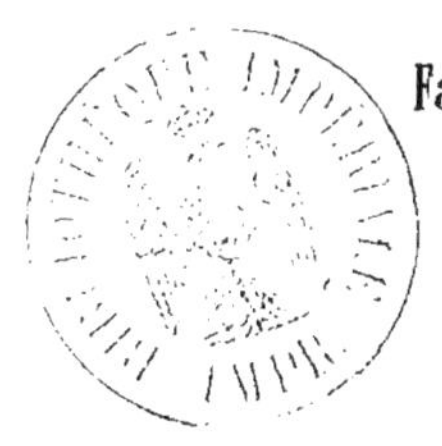

Faites à la Faculté de médecine de Paris

LES 18 ET 25 MAI

PAR

A. TROUSSEAU

PROFESSEUR DE LA FACULTÉ DE MÉDECINE DE PARIS.

PARIS

ADRIEN DELAHAYE, LIBRAIRE-ÉDITEUR,

PLACE DE L'ÉCOLE-DE-MÉDECINE.

1862

DE

L'EMPIRISME

PREMIÈRE CONFÉRENCE.

Messieurs,

Parler devant un auditoire nouveau, c'est toujours chose difficile. La difficulté est plus grande encore pour celui qui, depuis longues années, s'adresse toujours aux mêmes hommes, aux mêmes intelligences. Cependant, lorsque MM. les directeurs de l'Association polytechnique m'ont convié à concourir à leur œuvre, j'ai accepté avec empressement, heureux s'il m'était donné de faire pénétrer dans l'esprit de la partie la plus intelligente et la plus éclairée des classes ouvrières des notions utiles pour elles, utiles peut-être pour quelques gens du monde égarés sur ces bancs et grossissant les rangs de ceux auxquels cet enseignement était plus particulièrement destiné.

Cependant la difficulté sera d'autant plus grande, qu'ayant à vous parler médecine, et voulant rester médecin, j'aurai à perdre quelques-unes de ces formes de langage peut-être un peu crues qu'il nous est toujours permis d'employer lorsque nous médecins, nous parlons à des disciples. Il faudra, si je puis tout dire, que vous puissiez tout entendre.

J'ai à traiter, messieurs, la question de l'*empirisme*. Ce n'est pas moi qui ai choisi le sujet de cette conférence. MM. les directeurs de l'Association me l'ont donné; je l'ai accepté, et je m'efforcerai de me conformer au programme qui m'a été tracé.

Qu'est-ce que l'*empirisme?*

Empirisme veut dire *expérience*, pas autre chose. *Empirisme,* appliqué à la médecine, veut dire la *médecine de l'expérience;* du mot grec ἐμπειρία (expérience). L'expérience indépendante de toute théorie est donc ici complétement opposée à ce qu'on appelle le dogmatisme, qui procède, il est vrai, d'après quelques données fournies par l'empirisme, mais qui systématise complétement, intégralement, et qui ne laisse aucune lacune qui n'ait été remplie.

Les théoriciens, qui ne trouvaient de leur goût ni l'empirisme, ni les empiriques, ni leurs procédés, ont essayé de déverser sur eux en même temps du blâme et du ridicule, et alors, détournant le mot de son véritable sens, ils ont appliqué le nom d'empirisme à la médecine de hasard, de secrets et de formules, à la médecine des matrones, des bonnes femmes et des charlatans.

Comme je suis empirique, que je tiens à honneur de l'être, vous comprendrez sans peine que je veuille défendre l'empirisme dans une certaine mesure.

L'empirisme, bien entendu, est le fondement de la véritable pratique dans notre art comme dans beaucoup d'autres. Je vous dirai donc d'abord ce qu'est le bon empirisme, quels sont son origine, ses procédés, son but; puis je vous parlerai du mauvais empirisme, cette plaie honteuse de toutes les sociétés.

Tout d'abord, je tiens à vous bien faire voir, messieurs,

que dans la médecine, même dans la médecine expérimentale, il existe des difficultés immenses, difficultés qui tiennent précisément à la complexité des organes que le médecin doit étudier. Les troubles auxquels nous devons remédier sont d'autant plus communs, que la complexité de nos organes est plus grande.

Lorsque, avec un chronomètre de Bréguet vous entreprenez le tour du monde, vous avez pu pendant deux, trois, quatre années, avec cet instrument si parfait mais si complexe, éviter les écueils, ne vous tromper jamais dans l'appréciation des latitudes, et arriver toujours au port, à moins d'accidents imprévus. Mais vous savez aussi que si ce même instrument, dans un de ses organes, a un grain de poussière, si l'huile s'altère, si l'axe d'un des pignons vient à se briser, cet instrument mort et inerte devient désormais inutile entre vos mains; tandis que le vulgaire coucou que le paysan du Jura a fabriqué, peut, dans vos ateliers, subir les injures de la température et de la poussière, avoir ses rouages altérés, ses aiguilles tordues; il marchera mal, mais il marchera.

Ainsi tous les organismes de la nature sont simples ou complexes. Dans les organismes inférieurs, les diverses parties ont une vie indépendante et peu de solidarité, peu d'harmonie. Vous coupez en tronçons un animal inférieur, ce sont autant d'êtres complets. Vous coupez les branches d'un saule ou d'un peuplier, ce seront autant d'ombrages dans vingt ans, car chacune de ces parties contient les éléments de la vie, les éléments d'un organisme, complet, il est vrai, mais pourtant d'un organisme peu complexe. Cependant la difficulté va augmenter à mesure que nous remonterons l'échelle animale.

Mais, messieurs, quand il s'agit de l'homme, c'est chose encore bien plus difficile. Il y a dans l'homme cette partie morale qui exerce une influence tellement puissante, qu'une passion, une idée, un regard, rendent la machine folle et la mettent hors d'état d'exercer aucune de ses fonctions. Vous comprendrez que si vous venez à agir sur des organes si complexes et dont l'harmonie est régie par des lois qu'il est si difficile de connaître, vous éprouverez des obstacles immenses; tandis que dans les appareils industriels les plus compliqués, vous avez des données certaines, une marche assurée, dont le calcul, à très peu de chose près, peut toujours être subordonné à votre intelligence. Enfin si les rouages d'une machine sont bien ajustés et bien agencés, les dérangements seront de peu d'importance, vous apportez remède au mal, car vous avez à votre service des organes de rechange. Mais pour l'homme il n'y a pas d'organes de rechange! Or, messieurs, la simplicité organique rend facile la médecine dans la mécanique; au contraire, la complexité organique de la machine humaine fait la grande difficulté de l'art de guérir.

La mécanique est une science mathématique positive; la médecine est-elle une demi-science? Oui, messieurs, et peut-être encore lui faisons-nous trop d'honneur; car si le médecin emprunte à des sciences véritables, telles que l'anatomie, la physique, la chimie, des moyens d'étude dont je ne veux pas diminuer l'importance, ces sciences ne font pas plus le médecin que la botanique ne fait l'agriculteur et le jardinier. La médecine est donc plutôt un art, et le médecin vraiment digne de son ministère doit surtout se glorifier de n'être point seulement un savant.

Le mathématicien ne doit jamais se tromper, le médecin a le malheur de se tromper souvent; et cependant dans l'étude des arts, où l'on se trompe, trouve-t-on plus de charme, plus d'attrait, et il faut en général un peu plus d'intervention de l'intelligence que dans les sciences où nous sommes dirigés par des règles certaines et invariables.

Dans les sciences, messieurs, l'erreur n'est plus possible : le dernier des élèves de l'Observatoire doit être sévèrement blâmé s'il ne sait calculer exactement le moment où le disque de la lune devra entamer celui du soleil.

Quant à nous, nous sommes et nous devons être plus indulgents pour ceux qui étudient notre art ou les autres arts.

Il n'y a pas que la médecine qui ait ses incertitudes et ses défaillances ; les arts, ceux-là même qui paraissent le plus faciles, ont leurs défaillances et leurs incertitudes. L'agriculteur, qui pratique un art considéré à tort, il est vrai, comme si vulgaire, se trompe aussi et se trompe tous les jours. En un mot, les arts dont je parle, aussi bien que la médecine, sont des arts tout d'expérience, tout d'expérimentation ; ils se résument tous dans l'empirisme.

Voyons, messieurs, quels sont les procédés de l'empirisme en médecine.

Quand l'homme a été malade, autour de lui, instantanément, il s'est constitué une médecine : ce fut d'abord la médecine de l'hygiène. On était brisé par la fatigue de la maladie, on se tenait en repos. On avait soif, on buvait de l'eau. La peau était ardente, on prenait un bain. C'est la première hygiène, la première médecine, toute d'expérience, instinctive ; le malade y venait de lui-même, et ceux qui étaient autour de lui approuvaient ce que le malade faisait.

Cependant le champ s'est agrandi, et le hasard est venu à notre secours. La médecine ne pouvait pas se constituer autrement. Un individu atteint de fièvre au Pérou, accoutumé qu'il était de prendre des boissons amères pour remédier à la fièvre ou au mauvais état de son estomac, a pris la poudre d'une écorce amère qu'il rencontrait dans la Cordillère, il a pris de l'écorce de quinquina ; sa fièvre a cédé mieux qu'elle ne cédait auparavant : le voilà apprenant du hasard que le quinquina guérissait cette maladie étrange à laquelle on a donné le nom de fièvre intermittente. C'est le hasard, rien que le hasard qui a doté l'art de guérir de ce précieux médicament.

Dans certaines parties de notre France, lorsque, pour la teinture, les jeunes filles, les jeunes femmes, s'occupaient de recueillir les stigmates du safran, on a vu chez elles certaines fonctions s'exagérer, et l'on a pensé qu'il pouvait être utile, dans quelques circonstances, de donner du safran pour rappeler ces fonctions abolies. C'est encore du hasard, rien que du hasard, comme vous le voyez.

Je ne sais quel empirique hasardeux a donné à prendre à l'intérieur des éponges calcinées converties en poussière, — chose étrange, et dont à coup sûr un médecin ne se serait pas avisé, — à un individu atteint de goître, et le goître a guéri! Du hasard, rien que du hasard.

Des jeunes filles pâles ont bu l'eau d'une fontaine coulant au milieu de sables métalliques qui contenaient des parcelles de fer, et elles ont été guéries, rappelées à la coloration de la jeunesse. Le hasard a montré les propriétés du fer dans cette maladie des jeunes filles, dans les *pâles couleurs*, le hasard et rien de plus.

Des ouvriers atteints de maladies de la peau ont sublimé du soufre, et les maladies de la peau furent guéries. On a appris de cette façon que le soufre était utile dans les maladies de la peau.

Jusqu'à présent pas d'intelligence de la part de l'homme, il est conduit fatalement à la conclusion; les faits se présentent à lui si gros, si évidents, qu'il ne peut fermer les yeux, il les accepte malgré lui. Et puis ces faits, recueillis, réunis par l'un, par l'autre, comme sur les tablettes du temple d'Épidaure, se transmettent à la postérité.

Sur les colonnes du temple on voyait écrit : tel remède

guérit telle maladie; là on venait apprendre la médecine des secrets, la médecine des recettes. C'était encore de l'empirisme bien brut, bien triste, sans doute, bien indigne à côté de la médecine à laquelle on est arrivé aujourd'hui; c'était l'empirisme, l'empirisme simple, élémentaire, et tout à l'heure vous verrez que dans beaucoup d'arts nous n'avons pas procédé autrement.

Arrive une seconde période pour l'empirisme, c'est la période de l'induction.

Nous avons beau faire, messieurs, nous théorisons malgré nous. Tout à l'heure je ne voulais pas être théoricien, je ne voulais pas être systématique, je le deviens malgré moi. Je ne peux pas faire accepter à mon intelligence que cette carafe et ce verre aient la même hauteur; je juge que l'une est plus grande, l'autre plus petit; malgré moi j'ai jugé, c'est un acte complétement et absolument involontaire.

Lorsqu'au lieu de deux faits j'en ai trois, quatre, six, dix, quinze; malgré moi, involontairement, par le seul fait du jeu de mon esprit et de mes facultés, il faut que j'assemble, que je désunisse, que je conclue; en un mot, il faut que je juge, je ne puis faire autrement.

Or, la médecine raisonnée ayant pour fondements les faits fournis par le hasard, nous voyons tout de suite grandir l'empirisme; le champ de nos connaissances prend une extension bien plus grande.

Le quinquina guérit la fièvre intermittente, c'est l'Indien qui me l'apprend; je reçois de lui ce fait, moi médecin; et, malgré moi, instinctivement, je vais chercher si, dans d'autres maladies caractérisées par la périodicité, ce médicament qui va si bien à une affection périodique, ne réussirait pas, et je trouve qu'il y a une névralgie occupant le nerf sus-orbitaire le plus souvent, ou occupant d'autres parties du corps, revenant périodiquement. Alors je me dis : si une maladie périodique non douloureuse a été combattue par le quinquina, essayons donc si une maladie périodique douloureuse ne pourrait pas être combattue de la même manière. J'essaye, cela réussit ; c'est un fait de plus, c'est l'élément d'un système, d'une théorie.

Mais vous allez voir se dégager d'autres inconnues, et d'autres lumières jaillir du même fait principe.

Il y a dans ce nouveau fait de la névralgie deux facteurs : la périodicité et la douleur. J'ai eu raison de la périodicité avec le quinquina, et la douleur a cédé. Essayons donc si dans une maladie essentiellement douloureuse. quoique non périodique, le quinquina ou ses préparations ne réussiraient pas de la même manière. J'essaye dans le rhumatisme aigu, maladie essentiellement douloureuse, et je guéris !

Il y a loin de ce que l'Indien m'a transmis, il y a deux siècles, au traitement du rhumatisme aigu par le quinquina : mais, néanmoins, remarquez-le bien, ces idées sont engendrées l'une par l'autre : c'est là l'expérimentation par induction, dont je parlais tout à l'heure. Déjà, comme vous le voyez, l'empirisme se constitue par des expériences, mais par des expériences dans lesquelles le hasard, père de la première expérience, intervient désormais infiniment moins que l'intelligence du médecin.

L'éponge guérit le goître. En 1821, un chimiste, M. Courtois, découvre l'iode dans l'éponge : est-ce l'iode qui guérirait le goître? On essaye dans la mesure où l'on doit essayer, et l'on guérit le goître avec des préparations d'iode.

Mais le goître est une tumeur. Est-ce que d'autres tumeurs obéiraient aussi à l'action de l'iode ? On essaye, et l'on guérit les tumeurs glandulaires.

Mais voici une maladie fatale qui nous a été rapportée, dit-on, par les compagnons de Christophe Colomb, maladie qui rend les os malades ; essayons donc dans les tumeurs osseuses qu'on rencontre dans cette maladie. Et l'on donne pour ces tumeurs osseuses ce même iode que l'on donnait pour guérir le goître et les engorgements glandulaires. On a ainsi fait une conquête immense en thérapeutique, et aujourd'hui on arrive à guérir ce que l'on guérissait moins bien autrefois.

Vous voyez que ce n'est plus seulement l'empirisme du hasard qui intervient ici ; vous voyez que c'est le médecin avec toute son intelligence qui agit. Ainsi le champ de l'empirisme s'est agrandi, et si vous multipliez ces essais, ces expérimentations, l'horizon va s'étendre encore, et la médecine ira grandissant avec les âges.

J'ai parlé d'expérimentation !

Je craindrais, devant un auditoire comme celui-ci, de laisser penser que le médecin a toujours le droit d'expérimenter. L'expérimentation n'est permise que si déjà le hasard dont j'ai parlé nous a mis sur la voie de cette expérimentation, et lorsque nous avons la certitude que le médicament ne peut produire aucun péril. L'expérimentation nous est permise encore dans des dangers solennels et lorsque dans quelques instants la vie va s'éteindre. C'est alors que tout devient du domaine du médecin, et que les choses les plus hasardeuses peuvent et doivent être tentées ; la mort est là, votre devoir est de l'éloigner.

J'ai quelquefois rappelé dans cette enceinte, aux élèves, un fait que je veux vous rapporter parce qu'il est d'un grand enseignement ; il vous donnera la mesure de ce que peut oser quelquefois le médecin et des joies qu'il doit éprouver lorsque son intervention a été heureuse. — J'étais avec MM. Guersant, Blache et deux autres médecins, mandé chez un sculpteur renommé de Paris, dont l'enfant âgé de quatre ans se mourait du croup ; cet enfant était dans de telles conditions qu'aucun de nous, même ceux qui étaient les plus osés, ne voulait tenter une opération : nous avions la certitude presque complète que l'enfant mourrait, quoi qu'on fît. Comme nous ne voulions compromettre ni l'art, ni, chose triste à dire, l'artiste peut-être, nous reculions et nous ne voulions pas agir. Je fus chargé par mes collègues de porter de tristes paroles à la mère ; je lui dis que le péril de son enfant était extrême, elle l'avait trop bien compris ; j'ajoutai, sur ses sollicitations, que je ne croyais pas qu'il fût permis à la médecine d'intervenir utilement ; qu'il y aurait bien une opération, mais que cette opération, dans le cas particulier, présentait tout au plus une chance sur mille. A ces mots, cette femme se jette sur la porte, la ferme, s'y appuie, et se tournant vers nous avec un accent de sublime colère : « Vous ne sortirez pas d'ici, messieurs, que l'opération ne soit faite ! » — On la fit, et aujourd'hui cet enfant est un homme.

Vous voyez comment, dans cette expérimentation guidée par l'induction, le médecin intervient ; vous voyez comment l'intelligence vient prendre une place considérable dans l'empirisme; vous voyez comment l'empirisme systématise dans une certaine mesure. Ce qui constitue la différence entre l'empirisme conçu comme je viens de l'indiquer, et la médecine théorique, c'est que cette dernière ne se croit en droit de conclure et d'agir qu'en vertu de dogmes à l'inflexibilité desquels elle croit devoir tout assujettir, inflexibilité que, pour mon compte, il m'est impossible d'admettre devant la mobilité des constitutions individuelles.

Je le répète, la médecine n'est pas une science, la médecine n'est qu'un art. Est-ce à dire pour cela que tout chez nous doive se donner au hasard ? Eh non ! messieurs, mille fois non ! Dans les arts, vous livrez bien peu de chose au hasard, ou plutôt vous ne livrez rien ; il n'y a guère que les maladroits ou les insensés qui donnent quelque chose au hasard. De ce que l'agriculture est un art, il ne s'ensuit pas que tous les procédés agricoles vont être tenus comme un sac de loto dont l'agriculteur prendra les boules les unes après les autres; il aura confié au sol ses engrais dans la mesure et au temps où il doit les confier ; il aura creusé la terre quand il la doit creuser, aussi souvent qu'il le doit faire; il aura détruit les herbes parasites comme il les doit détruire; il aura fait ses semailles au jour et à l'heure où il les doit faire, et quand il aura ainsi agi, il n'aura plus à craindre que le feu du ciel qui consume, que la grêle qui broie, que les animaux qui dévorent : de même que le médecin, quand il a fait ce qu'il doit faire, peut descendre sans crainte au fond de sa conscience, s'inclinant devant des affections organiques, devant les grandes épidémies, telles que le choléra, la fièvre puerpérale, la peste, la fièvre jaune; comme le laboureur, courbe la tête devant le vent de la foudre.

De ce que nous ne connaissons le tout de rien, il ne s'ensuit pas que nous ne connaissions rien de rien ; il ne s'ensuit pas que notre intelligence reste inactive. Eh ! mon Dieu, messieurs, même dans les jeux dits de hasard, croyez-le bien, l'intelligence est pour quelque chose, et vous le savez peut-être. Il y a des gens qui gagnent toujours; ce sont ou des grecs, et de ceux-là je n'en parle pas, ou de bons joueurs. Un bon joueur, en fin de compte, gagne toujours; un bon joueur s'il n'a pas d'atouts dans son jeu, en a dans sa tête.

Croyez-vous, messieurs, que pour les arts autres que la médecine il en ait été autrement? Croyez-vous que, même pour les arts qui ressortissent le plus immédiatement aux sciences exactes, les procédés aient été essentiellement différents? Non, l'empirisme a commencé. Aujourd'hui l'empirisme est loin; vous ne le voyez pas, mais ceux qui remontent dans l'histoire de l'art qu'ils pratiquent, voient l'empirisme, ils le voient partout.

Dans la mécanique, à coup sûr le plus scientifique des arts, il semblerait que l'empirisme n'a rien été ou ne soit rien. Eh bien ! lorsqu'un enfant de quatre ans veut soulever une pierre avec un bâton, il ne demande pas au professeur du Conservatoire des arts et métiers de lui dire où est le bras de la résistance et le bras de la puissance dans son levier. Il met son bâton sous la pierre, et son instinct l'a bientôt instruit d'une chose, c'est que si la partie qu'il tient à la main est courte, la pierre est lourde, et que si la portion du bâton est longue entre la pierre et sa main, le fardeau est facile à soulever. Il a instinctivement pratiqué le levier ; il a instinctivement connu merveilleusement que plus grand est le bras de la puissance, plus faible est la résistance. Il n'a pas fait ce calcul, ce n'est pas son affaire, il ne le fera peut-être jamais ; l'ouvrier ne le fera peut-être jamais non plus, mais il le sait, il l'a compris. Voilà le hasard, voilà le premier levier.

Lorsque, sur le haut d'une colline, le bûcheron a abattu des arbres immenses et qu'il lui faut les rouler jusqu'au fleuve qui doit les porter à la ville où ils vont être convertis en poutres ou en traverses de chemins de fer, que fait-il ? il prend le tronc d'un chêne, en fait des rouleaux sur lesquels il fait descendre les troncs des autres arbres jusqu'au fleuve. Qu'a-t-il fait ? Il ne sait pas que le rouleau n'est autre chose qu'une série de leviers solidaires, et qu'en définitive c'est encore le levier de l'enfant.

Et puis, le charron coupe ce rouleau en rondelles, de ce tronc d'arbre il fait des roues grossières de brouettes, des premiers chars d'autrefois ; ce sont encore des leviers solidaires. — Quelqu'un qui veut élever le seau de son puits, prend une de ces rondelles, la creuse à sa circonférence et y met une corde : cela s'appelle une poulie. C'est encore un levier.

Tout cela vient on ne sait comment, tout cela est dans l'air, tout cela s'acquiert, et, au bout d'un certain nombre de siècles, ce sont notions vulgaires acceptées de tous, prises par tous. Voyez, messieurs, comme de la poulie à la moufle, comme de la poulie à l'engrenage, il y a peu de distance; voyez comment les engrenages et les pignons, qui sont aujourd'hui les organes si importants des merveilleuses machines que nous avons dans nos mains, voyez comment tout cela a commencé par le bâton de l'enfant pour finir par Watt et Vaucanson.

En somme, même dans ce cas-là, nous avons et nous avons eu des tâtonnements empiriques. Les tâtonnements empiriques ont toujours été les faits primordiaux sur lesquels se sont constitués les arts même les plus avancés, et même ceux qui tiennent le plus à la science.

Avez-vous jamais réfléchi à la manière dont se constitue la littérature d'un peuple? Quand, aujourd'hui, le dernier d'entre nous parle convenablement sa langue et l'écrit assez bien, on est en vérité tout stupéfait de voir qu'il y a trois cents ans on ne savait point l'orthographe. Il semble qu'une langue se fasse en un jour, il semble que la littérature soit une chose qui se constitue en quelques semaines ou en quelques années; on parle d'un siècle, du siècle de Périclès, du siècle d'Auguste, du siècle des Médicis, du siècle de Louis XIV. Eh! mon Dieu, comme je vais vous le montrer, ces siècles-là ne sont devenus ou n'ont paru si brillants que parce qu'ils avaient été précédés de longs, de bien longs tâtonnements.

Voyez, messieurs, si vous voulez remonter un peu, voyez notre bel idiome se dégager des langes du moyen âge; voyez les tâtonnements de nos premiers écrivains flottant entre le latin qui se barbarise, se détruit, s'éteint, le germain qui le presse de l'autre côté du Rhin, et le celtique qui l'étreint du côté de l'Océan. Voyez les bégayements, les incertitudes du langage, et voyez comment successivement de Froissart au roi Louis XI, du roi Louis XI à Rabelais, de Rabelais à Marot, de Marot à Ronsard, de Ronsard à Montaigne, de Montaigne à Malherbe, de Malherbe à Corneille, on arrive à cette grande halte de la langue que l'illustre et immortel Molière a fixée; cette halte brillante qui fait que la langue de Molière est encore de toutes les langues parlées par tout le monde la plus pure et la plus magnifique.

N'imaginez pas pourtant, messieurs, que dans les arts, que dans la médecine en particulier, j'attribue au génie d'un homme une part plus grande qu'il n'en doit avoir. Cette part est beaucoup moindre que vous ne le croyez peut-être. Le grand artiste est moins que vous ne le croyez le fils de ses œuvres; le grand artiste n'a pas aussi souvent que vous le pensez l'honneur d'être un parvenu. Il y a, messieurs, comme dit un proverbe que vous connaissez tous, quelqu'un qui a plus d'esprit que Voltaire; ce quelqu'un, c'est tout le monde. Cela semble étrange, mais cela est vrai. Chaque intelligence apporte son contingent dans le goût, dans le langage, dans les arts, qui peu, qui beaucoup, mais chacun l'apporte, exactement comme, dans la légion thébaine, cette masse d'hommes reliés ensemble, chacun apportait sa force, sa puissance; et bien qu'à coup sûr il y eût dans les rangs quelques âmes défaillantes et lâches, ils formaient une légion invincible.

En définitive, l'homme n'est un grand génie, un génie complet, que par ceux qui sont autour de lui. Le goût est dans l'air, l'art est dans l'air, le langage est dans l'air. Il se trouve à un moment donné un homme de génie qui vient ramasser cela et le constituer en corps; on dit : C'est lui ! Ce n'est pas lui tout seul !

Messieurs, lorsque les gens de New-York, de Rio, de Pétersbourg ou de Londres, jaloux de la supériorité du goût de tous nos artistes, viennent nous enlever nos ciseleurs, nos modeleurs, nos tisseurs de soie, nos peintres sur étoffes, nos dessinateurs en bijoux, ils s'en vont contents de la conquête et du vol qu'ils viennent de faire. Arrivés chez eux, que croyez-vous qu'ils aient ? Ils ont un homme intelligent, très intelligent; mais, isolé de tout ce qui était autour de lui, il n'a plus cette espèce de feu sacré qui l'enlevait, qui l'élevait; il n'a plus ce goût qui l'avait pénétré à son insu et dont la source était dans le milieu où il vivait. Cet artiste, qu'on croyait nous avoir enlevé, change de forme, de goût; il le sent lui-même. Alors il regrette sa patrie artistique, il gémit, il n'est devenu qu'un ouvrier médiocre : l'artiste n'est plus.

Le goût est partout dans une ville comme Lyon. Le tisseur de soie entre ses deux lampes fumeuses, avec son poêle rempli de charbon de terre, semant ces fleurs brillantes sur l'étoffe qui doit embellir nos femmes; le tisseur n'est pas un homme indifférent, croyez-moi, pour les progrès de l'art. Cet homme, dans l'assemblage de ses couleurs, cet homme a son goût, et quand le patron vient lui apporter un dessin, il sait bien lui dire : J'aimerais assez cette fleur avec cette nuance, c'était mieux l'an dernier; vous devriez faire cela l'an prochain. Le patron écoute. Ce patron est souvent un homme grossier, un vulgaire marchand d'étoffes, rien de plus; mais il écoute, il s'habitue à voir, à comprendre. Ce que l'ouvrier lui dit, il le répète au dessinateur; le dessinateur l'entend dire à des ouvriers subalternes, à des contre-maîtres très incapables de faire des dessins comme lui, et ce dessinateur finit, l'année suivante, par faire de ces splendides compositions qui gouvernent la mode. Ce dessinateur n'est arrivé au degré de perfection où il est parvenu que par le tisseur, que par le contremaître, que par le patron, que par tout le monde. Là on respire le goût ; le goût est vivant entre la Saône et les brouillards du Rhône comme chez nous dans les rues obscures du Marais. Il le sera toujours là. Prenez des modistes chez nous, transportez-les hors de Paris, et si elles habitent New-York ou Lima, il ne se passera pas quatre ans sans qu'elles arrivent à faire des chapeaux que n'oserait pas porter la femme d'un Osage.

Molière est sans doute le plus grand écrivain de notre France. Otez à Molière son entourage de la fin du règne de Louis XIII et du commencement du règne de Louis XIV ; arrachez-le de la société de Rotrou, de celle de Corneille, de celle de Racine naissant et de Boileau ; faites qu'il rétrograde de deux cents ans. Que fera Molière ? Il fera des soties, des mystères, comme on en faisait deux cents ans avant lui, et comme à cette époque faisaient les gens de génie, parce qu'alors ils n'avaient rien autour d'eux pour les galvaniser, pour leur insinuer le goût, pour leur inoculer cette séve puissante qui nous est toujours communiquée par ceux qui vivent autour de nous.

Donc, messieurs, l'artiste est toujours le fils de quelqu'un, comme je vous le disais tout à l'heure. — Molière dont je parle, — et nous allons maintenant remonter l'arbre généalogique que nous descendions il n'y a qu'un instant, — Molière était d'abord un peu le fils de tout le monde par le goût qui commençait à s'établir dans le siècle de Louis XIV, mais il était le fils de Corneille, qui l'était de Malherbe, qui l'était de Montaigne, qui l'était de Ronsard, qui l'était de Marot, qui l'était de Rabelais, qui l'était du roi Louis XI, qui l'était de Froissart. Que vous descendiez ou que vous remontiez l'arbre généalogique, vous arriverez toujours au même résultat.

Messieurs, l'homme de génie, l'homme éminent dans son art, n'est donc pas celui qui invente de toutes pièces ; il est celui qui résume, et qui résume avec habileté. Il fait, il conçoit, il exécute, comme ne fait pas, ne conçoit pas et n'exécute pas le vulgaire : c'est là son talent, mais ce talent a été influencé et complété par celui des autres. — Il faut de toute nécessité que l'artiste ait beaucoup travaillé, qu'il se soit éclairé par l'étude profonde de ceux qui l'ont devancé et par celle de modèles qu'il a sous les yeux ; il faut qu'il ait sucé les mamelles puissantes de l'histoire de l'art qu'il exerce, sous peine de ne rester qu'un être incomplet et en quelque sorte avorté.

Ne croyez donc pas, messieurs, que l'on devine quelque chose ; on ne devine rien, pas plus en médecine que dans les autres arts. L'homme de génie n'a pas une seconde vue, il a une vue plus parfaite, voilà tout. Le milan qui, à deux kilomètres du sol, aperçoit le mulot égaré dans un sillon ou le perdreau attardé derrière sa mère inattentive, ne devine pas sa proie, il la voit : il la voit, parce qu'il a été doué par le Créateur de deux organes qui savent s'adapter aux petites et aux grandes distances ; il ne devine pas, il voit. — Le chien ne devine pas le lapin caché sous un buisson, il le voit avec ses narines ; il le sent là où nous ne le sentons pas. Ce n'est pas un acte de divination, c'est une perfection plus grande d'un sens, et rien de plus.

Pour être apte, messieurs, à comprendre les grands artistes qui nous ont précédés, il faut un laborieux apprentissage, je vous l'ai déjà dit. Il faut, pour le modeleur, avoir longtemps pétri la cire et la terre avant d'en faire sortir quelque chose qui soit digne de figurer dans un musée et même sur la cheminée d'un bourgeois. Il faut avoir longtemps brisé des burins avant de ciseler d'une manière un peu convenable, ou le flambeau le plus grossier, ou le bijou le plus fin. Sans un long travail, l'homme est impuissant à produire.

Pour le médecin, la terre qu'il pétrit, le cuivre qu'il burine, c'est l'homme. Il apprend d'abord à étudier l'homme sain dans les amphithéâtres d'anatomie et de physiologie.

Mais alors commence pour lui cette vie de labeur dont je veux vous parler, sans laquelle il n'y a pas de médecin; et comme il n'y a personne qui sans un dur et laborieux apprentissage puisse être quelque chose dans un état quelconque, il faut ce dur labeur, ce lent et pénible apprentissage à l'homme qui veut devenir médecin.

L'étude des phénomènes naturels des maladies semble, messieurs, être quelque chose de bien simple; c'est pourtant là ce qui offre le plus de difficultés. Pour bien voir, il faut une observation scrupuleuse, et pour ne pas oublier ce qu'on a bien vu, il faut toujours être spectateur attentif de ces grands phénomènes de la nature. Plus on observe, plus on remarque de lacunes dans l'expérience.

Les malades s'arrangent malaisément de souffrir; les plus légères misères qu'ils éprouvent, ils en veulent être délivrés; ils veulent que la maladie cède, et quand ils appellent un médecin, ils le payent pour cela; ils veulent que ce médecin ne soit pas le ministre de la nature, ils veulent qu'il en soit le maître, *naturæ magister*.

Or, ce n'est pas ainsi que les choses se passent. Sans doute, de la part du malade qui souffre, c'est un désir bien légitime; sans doute l'idée qu'il se fait de notre puissance nous fait grand honneur, mais ce grand honneur est très périlleux pour nous, car nous devons confesser que bien rarement nous pouvons répondre à l'idée qu'on a de nous.

Les médecins, malheureusement, suivent trop les malades dans cette voie de la guérison quand même; les uns, parce qu'ils ne savent pas résister, parce qu'ils ne savent pas prendre sur le malade cette autorité nécessaire sans laquelle la médecine n'est plus qu'un métier. Alors ils deviennent les complices de l'impatience du malade, et devenus ses complices, ils interviennent trop souvent dans un moment où ils devraient rester simples spectateurs. Il y a là une intervention fâcheuse dans l'évolution des phénomènes les plus naturels, il y a là une défiance de la nature qui déjà avait été depuis longtemps condamnée par les médecins naturistes.

Je vous engage, messieurs, à aller voir dans notre bibliothèque un vieux livre du siècle passé que vous trouverez peut-être bien égaré sur les quais. C'est un livre qui préconise beaucoup les efforts de la nature. Pour bien faire comprendre son idée, l'auteur a fait placer, à la première page de son ouvrage, un frontispice qui représente un apothicaire à genoux, avec son engin de guerre, devant l'ennemi. L'engin n'est chargé que d'eau tiède, et pourtant le médecin met la main sur celle de l'artilleur en lui disant : Attends !

Cela, messieurs, ressemble à une plaisanterie ; c'est néanmoins un grand enseignement, que l'auteur dont je parle a cherché à faire prévaloir. Il a voulu dire par là que dans un très grand nombre de circonstances, les maladies, malgré nous, quoi que nous fassions, ont une évolution qu'elles doivent accomplir ; que la première chose pour le médecin qui doit expérimenter, et dont toute la science sera constituée par l'expérience bien faite, est de savoir quelle sera l'allure naturelle de la maladie. Mais non, la plupart des médecins, disons-le, gâtés par l'éducation théorique qu'ils ont reçue, trop impatients, veulent toujours devancer l'évolution de la nature, devancer les phénomènes naturels, semblables à l'enfant qui, dans le jardin de sa croisée, sème un pois de senteur ou une capucine, et qui chaque jour regarde avec sollicitude si la terre, en commençant à se gercer, n'indique pas que quelque chose va se produire ; et si quatre ou cinq jours se passent avant que la petite plante vienne à poindre, impatient qu'il est, il gratte la terre, va chercher le pois, le déterre, et quand il a vu que les radicules s'enfoncent dans le sol et que les folioles commencent à se développer, il est content, confie de nouveau le pois à la terre et attend encore quelques jours. Cependant la plante avait déjà subi un rapport important avec le sol qui devait l'allaiter ; il a retardé de quatre, six ou huit jours sa sortie ; au bout de quelque temps, s'il y revient, il aura détruit les radicules sans lesquelles la plante ne peut plus vivre, et elle mourra : et si par hasard une pauvre graine avait pu échapper à son impatience funeste, avant que la fleur fût épanouie, il irait sans doute déchirer le bouton et troubler les secrets du lit nuptial de la corolle.

Vous aurez beau faire, messieurs, lorsque, prenant l'œuf d'une poule qui couve, et qui donne 37 degrés et demi centigrades, vous voudrez hâter le développement de l'incubation en donnant quelques degrés de chaleur de plus, ou vous tuerez le poulet, ou vous ferez un œuf dur.

Dans beaucoup de circonstances le médecin ne fait pas autrement, et cela est triste à dire. Par cela même qu'il n'observe pas avec le plus grand soin les phénomènes naturels, par cela même qu'il ne s'apprend pas de bonne heure à connaître la marche et l'allure des maladies, il devient incapable de connaître l'action des remèdes qu'il ordonne, et toutes les expériences qu'il fait désormais manquent de base, car la première notion, la plus importante, est de savoir comment la maladie se serait comportée indépendamment de l'action du médicament.

Or, messieurs, s'il faut tant d'habileté, tant d'études pour savoir s'abstenir ; s'il faut tant de labeur, tant d'apprentissage pour savoir qu'il y a du danger à agir, vous concevrez maintenant l'étrange difficulté de notre art, vous comprendrez l'étonnante outrecuidance de ceux qui veulent s'improviser médecins, et c'est à vous, messieurs, que je veux en appeler, à vous qui, pour la plupart, après une vie de labeur, après un long apprentissage, avez pu exceller dans l'art que vous exercez ; c'est à vous que je demanderai quel état vous devez faire des nonnes, des châtelaines, des sorciers, des homœopathes, des vendeurs d'eaux miraculeuses, des somnambules, des rebouteurs, de toute cette classe, de toute cette tourbe d'empiriques dont j'aurai à vous parler dans notre prochaine conférence.

DEUXIÈME CONFÉRENCE.

Messieurs,

C'était une pensée toute naturelle et qui devait poindre dans l'esprit des hommes, que si la santé est un don de Dieu, le mal venait de lui. Il en est résulté partout cette croyance, que le remède devait être demandé par des prières adressées au même Maître, qui pouvait écarter de nous le mal. Quoique, selon l'expression d'Horace, nous soyons dus à la mort, quoique, en tant qu'êtres organisés, du moment que nous commençons, nécessairement nous devons finir, cependant, si nous prenons assez facilement notre parti de commencer, nous le prenons un peu moins de finir. La peur de la mort existe chez tous les êtres vivants, chez les animaux aussi bien que chez l'homme. Or, la mort ne peut pas être considérée comme une punition : la mort est la fin toute naturelle de l'être organisé qui a commencé, qui a vécu, qui doit finir.

Mais l'homme a la vanité de croire que Dieu intervient un peu trop dans ses affaires; dans beaucoup de circonstances, il lui prête même un peu des petites passions, des petits préjugés qu'il peut avoir, témoin l'histoire de ce gentilhomme qui, pressé par son confesseur de ne pas mourir dans l'impénitence finale, parce qu'il serait damné, lui répondit : « Mon père, Dieu y regardera à deux fois avant de damner un homme de ma sorte. »

Le plus souvent nous avons trop le sentiment que la Providence s'occupe de nous, et alors que nous sommes les artisans de nos propres maladies, nous les considérons comme une punition de Dieu quand elles ne sont que l'effet naturel des causes morbides auxquelles nous nous exposons volontairement.

C'est en vertu de notre liberté, de cette liberté qui fait seule notre mérite, que nous nous exposons aux maladies qui nous frappent. Dieu n'a que faire ici, il nous a donné une organisation qui fléchit sous l'influence de causes physiques ou morales; mais, en définitive, ce n'est pas lui qui nous envoie la maladie, ou du moins il ne nous l'envoie que très exceptionnellement.

Maintenant, cette pensée si naturelle à l'homme a dû tout de suite lui inspirer l'idée de recourir aux ministres de Dieu pour demander leur intervention. Il en est résulté que la médecine théurgique, la médecine sacerdotale, a été la première établie dans le monde; il n'en pouvait pas être autrement. Remontez aux premiers prêtres égyptiens, ils sont tout à la fois prêtres, médecins, magiciens. Lisez dans l'histoire de la Bible la lutte des sorciers, des magiciens de Pharaon avec Moïse, vous les verrez faire les mêmes miracles que le prophète de Dieu : ils étaient doués du pouvoir de sorcellerie et de magie, dit la Bible. A cette époque déjà bien reculée dans l'histoire, les ministres, les prêtres cumulaient le sacerdoce, la magie et la médecine; il n'en pouvait guère être autrement, je le répète.

Il faut dire que c'est en Égypte que peut-être bien l'empirisme, et l'empirisme le plus aveugle, a pris naissance.

Les livres d'Hermès étaient un recueil de formules que les prêtres devaient connaître et devaient appliquer sous peine de mort. Que le malade s'en trouvât bien, qu'il s'en trouvât mal, la formule était inflexible; essentiellement empirique, vous le voyez, il fallait qu'elle fût appliquée. Dans tous les livres hermétiques, dans la plupart de ceux qui ont été conservés sous les Ptolémées, ou dans quelques traces de ceux qui sont parvenus jusqu'à nous, nous voyons toujours l'empreinte de l'empirisme le plus brutal.

Encore aujourd'hui, dans les régions de l'Inde, les prêtres

cumulent le plus ordinairement et le sacerdoce et la médecine. Là encore ce sont des formules transmises par l'hérédité, en telle sorte qu'il n'est pas permis de les altérer.

Si vous étudiez la médecine des Grecs, vous verrez que dans les premiers temps elle est pratiquée d'une manière à peu près exclusive par leurs prétendus prophètes, c'est-à-dire par des hommes comme Orphée, Mélampe, et, remontant plus haut, par leurs dieux et demi-dieux, Apollon, Hercule, etc. Orphée et Mélampe étaient à la fois poëtes, magiciens, médecins. Apollon était le dieu de la musique, de la médecine et de la magie. Lorsqu'on se rappelle les incantations d'Orphée, celles de Mélampe ; lorsqu'on lit ce qui nous a été transmis des écrits de ces prophètes, on se convainc qu'ils se servaient à cette époque des mêmes conjurations, des mêmes incantations dont au moyen âge se servaient les sorciers et les prétendus magiciens. Ils étaient intermédiaires entre les hommes et les dieux ; ils donnaient la maladie, ils la retiraient : ils la retiraient par des pratiques le plus ordinairement superstitieuses, et, plus tard, par des pratiques qui l'étaient peut-être un peu moins.

Chiron fut, parmi les médecins helléniques, celui qui acquit le plus de renommée; les livres anciens le disent assez. Il était médecin, il avait ses petites recettes pour guérir les maladies extérieures surtout ; il les avait transmises à son élève Achille, lequel les avait transmises fidèlement à son ami Patrocle. Quand vous lisez l'Iliade, vous voyez que Patrocle guérissait Eurypile d'une grave blessure, précisément par les procédés que lui avait enseignés Achille, qui les tenait de Chiron.

Mais le plus célèbre de tous, ce fut Asclépiade ou Esculape. Il était ou passait pour être fils d'Apollon ; c'était le plus grand magicien de son époque, en même temps qu'il exerçait le pouvoir sacerdotal ; c'était un grand ressusciteur de morts ; il l'était à ce point, que Pluton, trouvant qu'il gâtait ses affaires, s'adressa, dit l'histoire, à Jupiter, qui foudroya Esculape. Apollon ne trouva pas la chose de son goût ; mais comme il ne pouvait pas lancer ses flèches sur Jupiter, il tua les Cyclopes qui fabriquaient les foudres de son père. Jupiter, ne pouvant se venger d'Apollon son fils, qui était un dieu comme lui, quoiqu'un peu subalterne, le relégua un instant sur notre terre, et désormais il voulut que la médecine ne fût plus sur le même rang que le sacerdoce, et qu'elle fût abaissée au niveau d'un art ou d'un métier qui devaient être exercés pour de l'argent. Vous ne vous doutiez guère, messieurs, que cette grave dispute eût été l'origine de nos honoraires.

Cependant on bâtit à Épidaure un temple à Esculape, et c'est vraiment de cette époque que date la médecine théurgique, sacerdotale, la médecine vraiment historique. Le temple d'Épidaure était bâti près d'une fontaine sacrée, laquelle, comme celle de Pergame, avait des vertus miraculeuses : elle faisait parler les muets, elle donnait le don de prophétie, comme tant d'autres fontaines miraculeuses qu'on retrouve dans l'Inde et ailleurs.

Lorsqu'un malade venait consulter au temple d'Épidaure, après un jeûne assez long, après s'être longtemps purifié, il était, par les prêtres, conduit autour de l'autel, et là il lui était permis d'entendre l'oracle qui, le plus ordinairement, était rendu par un serpent. Le prêtre lui montrait alors tout ce qui pouvait frapper son imagination, sans oublier les *ex-voto* qui, appendus en grand nombre aux murs du temple, indiquaient à celui-là que la médecine n'était pas tout à fait gratuite.

Cette médecine théurgique se continua jusqu'au siècle d'Hippocrate, et dura encore bien longtemps après lui.

Hippocrate ne fit plus de médecine théurgique, et, bien que dans les livres hippocratiques on trouve la trace des formules empiriques qui étaient inscrites sur les colonnes du temple d'Épidaure, cependant Hippocrate a porté si haut notre art, qu'il a mérité le nom de père de la médecine que lui a décerné la postérité.

Malgré cela, messieurs, et quoique la médecine ne fût plus comme elle l'avait été exclusivement du domaine sacerdotal, elle n'en fut pas pour cela beaucoup mieux étudiée : qui voulait était médecin ; c'était au peuple de placer sa confiance en qui bon lui semblait ; il était, à cet égard, parfaitement libre.

Dans les premiers siècles de Rome, les Romains allaient acheter leurs médecins, esclaves, en Grèce. Ils achetaient un médecin comme ils achetaient un menuisier, un cuisinier ou un pédagogue. C'est vous dire que l'art médical était médiocrement élevé à cette époque, et qu'il ne pouvait alors être cultivé par des hommes bien distingués par leur intelligence, par leur éducation. Aussi, dans l'ancienne Grèce, à l'exception de quelques grandes figures que l'on y rencontre, la médecine ordinaire était-elle plutôt pratiquée par des empiriques qu'elle ne l'était par des médecins véritables.

Dans Rome, jusqu'à l'époque des Césars, la médecine fut exercée comme je le dis ; il y eut très peu de véritables médecins. Musa, le médecin d'Auguste, était un esclave, qui avait été affranchi parce qu'il avait bien et utilement servi son maître. Dans les grands siècles de Rome, je parle de ceux qui ont précédé l'empire, la médecine était essentiellement empirique et compliquée de magie et de sorcellerie. Caton l'ancien, qui fut consul, qui fut censeur, qui eut les honneurs du triomphe, Caton faisait de la médecine, lui, personnellement, avec un livre de recettes et de recettes étranges ; il nous en a transmis quelques-unes. Quand il donnait certain breuvage à ses vaches, — car il était agriculteur, — il les faisait mettre sur les pieds de derrière ; c'était une chose nécessaire pour que le breuvage agît utilement ; — lorsque l'un de ses esclaves venait à se démettre une épaule, il remettait la luxation avec quelques manœuvres physiques, sans doute, mais avec des paroles barbares auprès desquelles le latin du *Médecin malgré lui* est du latin cicéronien.

Cependant, messieurs, des hommes élevés par leur intelligence, qui devançaient l'opinion, qui devançaient la science telle que nous la cultivons aujourd'hui, s'élevaient contre la magie et contre la sorcellerie des empiriques. Pline est un de ceux qui ont lutté le plus énergiquement; partout dans ses ouvrages, vous trouvez les traces de cette lutte. Pline était un homme très éclairé, il nous a laissé des travaux remarquables qui sont encore consultés de nos jours.

Quand l'ère chrétienne arriva, les démons des Chaldéens, les démons de l'école platonicienne et ceux de l'école néoplatonicienne remplacèrent toutes les divinités subalternes païennes; et la magie et la sorcellerie, bien que condamnées, bien que poursuivies par la nouvelle Église, furent pratiquées et peut-être plus en grand qu'auparavant. Lorsque la barbarie qui succéda à la chute de l'empire romain se fut étendue sur tout l'univers, la sorcellerie fit des pas de géant, et vous voyez jusque près de nous, jusque il y a deux cents ans, la sorcellerie, l'astrologie, la magie, c'est-à-dire toutes les sciences les plus empiriques, régner sans conteste. Les sorciers, les empiriques qui se servaient de sorcellerie, de magie, avaient beau être condamnés, ils repullulaient toujours, et ils repullulaient, chose étrange, parce que la plupart d'entre eux croyaient en eux-mêmes. Souvent ils étaient dupes de leurs propres artifices, comme certains empiriques et certains médecins de nos jours sont dupes ou de leurs doctrines ou de leurs actes.

Vous pouvez avoir lu une chose qui s'est passée très près de nous, du temps de Gassendi. Ce savant avait entendu parler d'un certain sorcier qui faisait aller les gens au sabbat.

Gassendi, qui commençait à trouver la chose difficile, quand au contraire c'était si facile au moyen âge, souhaita vivement d'aller un peu au sabbat. Il se mit en communication avec le magicien, qui lui dit que c'était la chose du monde la plus simple, qu'il vînt avec lui et qu'il le ferait aller au sabbat. Le magicien, après s'être mis nu, se frotta d'un certain onguent, but certaine liqueur, et engagea Gassendi à en faire autant. Une demi-heure ne s'était pas écoulée, que Gassendi, qui s'était abstenu de cette pratique, vit l'homme, avec les yeux enflammés, prendre du délire, témoigner de visions extraordinaires, puis tomber dans la stupeur, dans un profond sommeil. En se réveillant, il dit : « Eh bien ! nous sommes allés au sabbat. — Oui, » lui répondit Gassendi. — Ce qui voulait dire que cet homme, qui s'était empoisonné avec de la mandragore, du datura stramonium ou de la jusquiame, car c'étaient surtout ces herbes que les sorciers employaient pour donner du délire à ceux qu'ils voulaient faire aller au sabbat, ou quand ils voulaient y aller eux-mêmes ; ce qui voulait dire que cet homme avait été abusé par sa propre vision, et que, empoisonné qu'il était et ayant le délire que donnent ces préparations, délire dont on se souvient, il avait cru très fermement à la réalité de ses rêves.

Aussi ne devez-vous pas être surpris de voir que dans le moyen âge il y avait tant de sorciers, de magiciens et d'empiriques qui se laissaient brûler, et qui, indépendamment de la torture, — et je ne parle pas de ceux qui avouaient sous la torture, — confessaient très haut qu'ils étaient sorciers ou magiciens.

Vous voyez, messieurs, et j'ai voulu passer rapidement sur cette première partie de l'histoire de l'empirisme, vous voyez que l'homme est toujours le même : aujourd'hui encore il veut être trompé ; c'est son habitude, c'est presque son goût.

Cependant, messieurs, l'empirisme charlatanesque, le mauvais empirisme, a eu quelquefois du bon, c'est-à-dire que, dans quelques circonstances, il a rendu de réels services en popularisant certains médicaments, qui pourtant ne sont devenus réellement utiles qu'à partir du moment où ils ont été employés par les médecins qui en comprenaient l'usage et la portée.

Le quinquina est dans ce cas. Vous vous rappelez l'histoire de sa découverte au Pérou. La comtesse d'El Cinchon en envoya à la cour de Madrid sous le nom de *poudre des jésuites*. De Madrid, cette poudre fut envoyée au général des jésuites, à Rome, qui en distribua aux pauvres atteints de fièvre intermittente. Mais le médicament qui guérissait la fièvre intermittente ne plut pas aux différentes Facultés de médecine, et, entre autres, à celle de Paris. En vertu des théories existantes, on déclara le quinquina abominable. Mais en Angleterre, où il y avait déjà plus de libertés que chez nous et où Sydenham exerçait avec tant de gloire la médecine de l'expérience, c'est-à-dire le bon empirisme, le quinquina était déjà employé vers le milieu du XVIIe siècle. Cependant Louis XIV avait contracté la fièvre intermittente dans une de ses campagnes ; les arrêts de la Faculté contre le quinquina ne guérissaient pas le roi. Il entendit dire qu'un empirique anglais, nommé Talbot, avait le secret de guérir cette maladie. Talbot fut mandé ; il donna au roi un apozème, une espèce de décoction très puissante qui était un secret de famille. Tout simplement il le tenait des médecins anglais, ou plutôt de Sydenham, qui en avait publié la formule partout : c'était le quinquina qu'il donnait au roi, suivant la méthode sydenhamienne employée en Angleterre depuis quinze ans déjà. Le roi donna à Talbot 48 000 livres, 2000 livres tournois de revenu, et le fit chevalier. M. de Blegny et la Faculté de Paris furent obligés d'adopter et de publier le remède, qui devint ainsi populaire.

Voilà donc un empirique qui, comme vous le voyez, rendit un grand service.

Pour le kermès, ce fut à peu près la même chose. Il fut découvert par Glauber, espèce d'empirique encore, qui a fait un livre intitulé : *Médecine nouvelle, médication universelle, ou de l'or potable.* C'était un alchimiste habile du milieu du XVIIe siècle. Le kermès, découvert par lui, fut essayé par quelques personnes, entre autres par les chartreux ; il fut connu longtemps sous le nom de *poudre des chartreux*, pour guérir les maladies aiguës de la poitrine. Un chirurgien nommé La Ligerie s'en servit plus que d'autres en même temps que les chartreux, et comme le remède avait paru, après des expériences assez nombreuses, guérir un certain nombre d'individus, il fut acheté ; mais il guérit un peu moins cependant depuis qu'il a été acheté et connu. Il en est souvent ainsi.

Il en fut de même de l'ipécacuanha ; il guérissait toutes les hémorrhagies, tous les flux possibles. Lorsque Helvétius, le grand-père du philosophe, eut vendu ce secret qu'il avait volé à un épicier de Paris, nommé Garnier, ce qui ne faisait pas honneur à la médecine ni au grand-père du philosophe, le remède fut publié et employé. Il est encore un remède fort estimable, mais il n'a plus la même vertu que quand il était secret. Les remèdes secrets auront toujours beaucoup plus de crédit que les remèdes connus.

Sont-ce là des services bien importants que les empiriques ont rendus ? Permettez-moi de dire que sans le kermès, nous ferions très bien la médecine ; il y a d'autres préparations d'antimoine qui permettent de se passer du kermès. Nous pouvions aussi nous passer très bien de l'introduction du quinquina par Talbot, attendu que les livres de Sydenham se publiaient en France, et tout médecin était libre de voir combien sûrement ce grand homme guérissait la fièvre par le quinquina ; on aurait pris ses exemples, on les aurait enfin suivis.

Entendez bien une chose : ces médicaments ont une importance réelle, mais s'ils restent dans le domaine de l'empirisme, gardent-ils de l'importance? C'est là la question.

S'ils restent dans le domaine de l'empirisme, ce sont des médicaments périlleux, presque toujours inutiles, et voici pourquoi. Ce n'est pas une chose si facile que de savoir quand il faut donner le quinquina ou ne pas le donner; il faut être médecin pour savoir quand et comment il doit être prescrit. Il faut être médecin et médecin habile, pour savoir comment il faut administrer l'ipécacuanha. De sorte que si un remède purement empirique devient un secret de famille, transmis, acheté, s'il reste en dehors de l'expérimentation du praticien, en dehors de l'étude clinique que le médecin peut faire, c'est, je le répète, un médicament stérile, inutile, et, dans le plus grand nombre des cas, dangereux.

Aujourd'hui, et depuis qu'on les connaît, une multitude de remèdes ont perdu la confiance dont on les environnait auparavant. Autrefois l'écorce d'orme suppléait le quinquina. A ce propos, je rappellerai un mot de Bouvard. Lorsque l'orme avait une si grande vogue, une dame atteinte de fièvre lui demanda si elle pouvait en prendre; il lui répondit : «Dépêchez-vous, madame, pendant que cela guérit. » En effet, l'orme ne guérit pas longtemps; deux ans après il n'était pas plus question de ce médicament que d'une foule d'autres, qui devinrent stériles dès qu'ils furent connus.

Cependant les théories des empiriques se justifient d'une certaine façon; elles sont, dans un assez grand nombre de cas, le reflet de nos doctrines médicales. Lorsque les empiriques s'adressent au public dans la quatrième page des journaux ou dans de petits livres qu'ils font porter à domicile, distribuer d'une façon ou d'une autre, généralement on voit qu'ils se sont un peu servis, ou des théories que nous avons nous-mêmes faites ou conservées, ou bien des livres dont nous sommes les auteurs.

J'en peux parler plus qu'un autre, peut-être. Il y a un malheureux qui vend de la graine de moutarde blanche.... Malheureux, non pas pour le profit qu'il en tire, s'il vous plaît. Il a eu l'audace de prendre dans un de mes livres deux pages qu'il n'a pas guillemetées. J'ai fait un ouvrage sur tous les médicaments, j'ai donc été obligé de parler de la moutarde blanche comme d'autre chose : il a pris dans mon livre ce que je disais de bien de la moutarde blanche, il s'est bien gardé de prendre ce que j'en disais de mal ; il a mis du sien avant et après, mais sans guillemeter ce qui était de moi ; de sorte que je passe pour être l'auteur de cette petite publication que vous recevez tous sur la graine de moutarde blanche.

La plupart des théories que les empiriques cherchent à exploiter sont des théories toutes médicales. La théorie de la bile a régné dans son temps. Un homme fait un petit livre et il dit que les malades ont de la bile ; — ce n'est pas difficile à croire, ils ne vivraient pas sans cela. — Il les purge, la présence de la bile se révèle : c'est affaire toute simple. — Il recommence, et toujours de la bile ; — ils en auront jusqu'à ce qu'ils meurent, et ils en auront d'autant plus que l'on irritera davantage le canal intestinal. — Cela a fait la vogue de la drogue de Leroy, qui est une formule du Codex appelée teinture de jalap. Leroy a fait une grande fortune avec le remède qui porte son nom ; je n'ai rien à dire à cela, c'est son affaire : il est parti de la théorie de la bile.

Un autre écrivait à M. Bretonneau, en 1817, une petite lettre qui se trouve encore parmi celles que cet illustre médecin vient de me laisser. Il lui disait : « Mon cher ami, tant que j'ai suivi la voie du droit et de l'honnête, j'ai été misérable; mais, comme il y a beaucoup d'imbéciles dans ce monde, j'ai fait un petit livre sur les glaires ; je vous envoie mon élixir antiglaireux, tâchez de m'en faire placer quelques flacons, vous me rendrez service. » L'élixir antiglaireux a fait fortune.

Il est certain qu'on ne peut se moucher ni tousser sans rendre des glaires; on en rendra tant qu'on sera malade et éternellement. Lorsqu'un empirique fait un livre dans lequel il dit que les glaires sont un obstacle à la pureté du sang, et qu'il annonce qu'avec son médicament on expulsera beaucoup de glaires ou beaucoup de bile, cela séduit.

C'est nous autres qui avons fait ces doctrines-là, et il faut dire qu'avant Leroy, avant Guillé, que je puis bien nommer après tout, il y avait des médecins qui pensaient presque cela; ils l'autorisaient d'une certaine façon, mais ils ne vendaient pas des remèdes secrets, des remèdes qui devenaient nuisibles et périlleux par cela même qu'ils étaient mis entre les mains de gens incapables de s'en servir.

La plupart de ces livres, pour ne pas dire tous, s'adressent plus particulièrement aux classes peu aisées, qui n'ont pas le temps de s'en occuper. Et puis arrive l'annonce!

Ah! l'annonce a pris dans notre siècle une importance qui n'était pas connue naguère. Par l'annonce, un homme qui sait s'y prendre et qui a quelques fonds disponibles, est sûr de faire passer les plus grandes énormités. L'annonce est une chose tellement puissante, qu'elle exerce une influence involontaire même chez les gens les plus intelligents. Tous les jours, je ne dis pas seulement dans les classes peu aisées, mais dans les salons les plus riches, on entend dire : Mais s'il n'y avait pas quelque chose, on ne dirait pas cela si souvent! L'annonce est à ce point puissante qu'elle a de l'influence même sur celui qui s'en sert le plus, et l'individu qui, chaque soir, faisant sa caisse, se donne le plaisir facile d'établir le quotient de ses dupes, dupe lui-même, a grand soin, en se couchant, de prendre la pilule ou l'élixir dont il a vu vanter les propriétés miraculeuses dans la quatrième page des journaux.

C'est que vraiment les gens capables de juger en quoi que ce soit ne sont pas les plus nombreux. M. de Sartines voulait envoyer au For-l'Évêque un charlatan qui débitait son orviétan sur le Pont-Neuf et faisait de belles affaires. Il le fit venir et lui dit : « Maraud, comment fais-tu pour attirer tant de monde et gagner tant d'argent? » L'homme répondit : « Monseigneur, combien croyez-vous qu'il passe de gens sur le Pont-Neuf chaque jour? — Je ne sais pas. — Je vais vous le dire : dix mille à peu près. Combien pensez-vous qu'il y ait de gens d'esprit sur ce nombre? — Oh! oh! cent peut-être, dit M. de Sartines. — C'est beaucoup, mais je vous les laisse, et je prends les neuf mille neuf cents autres pour moi. »

Le charlatan était trop modeste, et M. de Sartines trop sévère pour la population parisienne. A coup sûr, plus de cent personnes intelligentes traversaient le Pont-Neuf, et les plus intelligentes peut-être s'arrêtaient devant les tréteaux du marchand d'orviétan avec autant de confiance que la foule.

Car, messieurs, je disais que les classes élevées subissent l'influence du charlatanisme.

Parmi nos sociétés savantes, je citerai l'Institut ; je citerai la section de l'Académie des sciences, qui renferme assurément l'élite des savants de notre pays ; de ces savants, il s'en trouve bien vingt qui s'adressent aux charlatans. Ce sont gens de grand mérite, il est vrai ; seulement, de ce qu'ils sont des mathématiciens, des chimistes ou des naturalistes éminents, ils en concluent qu'ils sont très forts médecins, et alors ils se croient parfaitement capables de juger de choses qu'ils ignorent complétement. Chez nous, nous avons quelquefois cette modestie que quand nous ne sommes que médecins, si l'on nous propose de grands théorèmes de mathématiques ou de mécanique, nous avouons que nous ne savons pas, nous déclinons notre compétence. Mais les vrais savants ne déclinent jamais leur compétence en rien, surtout en ce qui regarde la médecine.

Les empiriques, chose triste à dire, ont toujours beaucoup d'accès auprès des gens d'esprit. J'ai eu l'extrême honneur d'être l'ami très intime et le médecin de l'illustre Béranger.

En 1848, il avait une petite ophthalmie pour laquelle M. Bretonneau lui avait conseillé un collyre. Cette ophthalmie guérit; mais comme Béranger lisait et travaillait beaucoup, comme il était un peu dartreux, l'ophthalmie revint; alors il s'adressa à un prêtre polonais qui guérissait les maladies des yeux avec un remède secret. A cette époque-là, j'étais président, à la Faculté, du jury chargé des examens des officiers de santé. Comme le prêtre polonais avait eu maille à partir avec la police, parce qu'il avait crevé quelques yeux, il voulut se mettre en règle. Dans ce but, il alla trouver Béranger, et lui demanda si, par son influence il pourrait se faire recevoir officier de santé, afin d'être en mesure de traiter les yeux et d'éborgner les gens tout à son aise. Béranger vint me trouver et me dit : « Mon ami, rendez-moi un grand service, tâchez de faire recevoir ce pauvre diable; il ne s'occupe que des maladies des yeux, et quoique les examens des officiers de santé comprennent toutes les branches de l'art de guérir, ayez de l'indulgence, de la mansuétude, c'est un réfugié, et puis il m'a guéri, c'est la meilleure des raisons. » — Je lui répondis : « Envoyez-moi votre homme. » — Le prêtre polonais vint chez moi. « Vous m'êtes recommandé, lui dis-je, par un homme que je tiens singulièrement à obliger, c'est le plus cher de mes amis; en outre, c'est Béranger, ce qui vaut encore mieux... Deux de mes collègues, à qui j'en ai parlé, et moi, sommes très décidés à faire ce qui sera possible; seulement nos examens sont publics, et il serait peut-être bon de cacher un peu ses oreilles, c'est bien le moins. » J'ajoutai : « Voyons, je serai bon prince, je prendrai l'examen d'anatomie, et il ne vous sera pas difficile de savoir l'anatomie aussi bien que moi : je vous interrogerai sur l'œil. »

Notre homme parut déconcerté. Je continuai : « Vous savez ce que c'est que l'œil? — Très bien ! — Vous savez qu'il y a une paupière? — Oui. — Vous avez l'idée de ce que c'est qu'une cornée?... Il hésite. — La prunelle? — Ah! monsieur, la prunelle, je connais bien cela. — Savez-vous ce que c'est que le cristallin, l'humeur vitrée, la rétine? — Non, monsieur : à quoi ça me servirait-il, je ne m'occupe que des maladies des yeux ? » Je lui dis : « Ça sert à quelque chose, et je vous assure qu'il serait presque nécessaire de vous douter qu'il y a un cristallin, si surtout vous voulez, comme vous le faites quelquefois, à ce qu'il paraît, opérer des cataractes. — Je n'en opère pas. — Mais si la fantaisie vous prenait d'en extraire une... » Je ne pus sortir de là. Ce malheureux voulait exercer l'art de l'oculistique, sans avoir la plus petite notion de l'anatomie de l'œil.

J'allai trouver Béranger et lui racontai la chose. Béranger s'écria : « Mais, ce pauvre homme ! » — Je lui dis : « Mon cher Béranger, je suis votre médecin depuis huit ans; je vais vous demander des honoraires aujourd'hui. — Et quels honoraires? — Vous allez me faire une chanson que vous me dédierez, mais c'est moi qui donne le refrain. — Oui-da... Et ce refrain ? — « Ah ! que les gens d'esprit sont bêtes. » — Ce fut une affaire entendue désormais entre nous, et il ne me parla plus de son prêtre polonais. N'est-il pas triste de voir un homme comme Béranger, à qui je racontais de telles choses, ne pas comprendre que son protégé pouvait faire beaucoup de mal, et était absolument incapable de faire quoi que ce fût d'utile dans les maladies les plus simples des yeux.

Vous le voyez, les gens intelligents se laissent prendre les premiers. Rappelez-vous ce qui se passait à la fin du siècle dernier. — Un empirique allemand emploie l'électricité, mal connue encore à cette époque. Il soumet à l'action du fluide quelques femmes vaporeuses : il se produit de petits accidents nerveux, qu'il attribue à un fluide émané de lui ; il établit une théorie bizarre qu'on appelait à cette époque le mesmérisme. Il vient à Paris, il s'établit place Vendôme, au centre du grand Paris, et là les gens les plus riches, les gens de la plus haute aristocratie de la capitale, viennent se ranger autour du baquet deMesmer. Je ne saurais vous dire combien de guérisons ont été attribuées à Mesmer, qui est d'ailleurs l'inventeur ou l'importateur, chez nous, de cette merveille qu'on appelle le somnambulisme, c'est-à-dire de l'une des plus honteuses plaies de l'empirisme.

Que vous dirai-je en effet du somnambulisme ? Des filles hystériques, le plus souvent perdues, s'accouplent à quelque charlatan famélique, et les voilà simulant l'extase, la catalepsie, le sommeil, et débitant avec l'assurance la plus bouffonne plus d'inepties qu'on n'en saurait imaginer, inepties bien payées ; inepties bien acceptées, crues avec une foi bien plus robuste que les conseils du praticien le plus éclairé.

De nos jours encore, vous avez vu un Américain qui évoque les esprits, fait parler Socrate, Voltaire, Rousseau, Jésus-Christ, qui l'on veut! Il les fait parler, en quels lieux? Dans les bouges de quelques ivrognes? Non, il les fait parler dans les palais, au Sénat, dans les salons les plus aristocratiques de Paris. Et il y a d'honnêtes gens qui disent : Mais je l'ai vu, j'ai reçu un soufflet d'une main invisible, la table est montée au plafond ! Ils vous le disent et le répètent. Et les esprits frappeurs sont restés pendant sept ou huit mois en possession d'étonner les hommes, d'épouvanter les femmes, de leur donner des attaques de nerfs. Cette stupidité qui n'a pas de nom, cette stupidité que l'homme le plus grossier aurait honte d'accepter, a été admise non-seulement par des gens éclairés, mais plus encore peut-être par les classes élevées de la Société de Paris.

Le secret des succès des charlatans et des empiriques est dans l'ignorance où nous sommes des phénomènes naturels des maladies. J'en ai parlé dans notre première conférence; il faut que j'y revienne, afin de mieux faire comprendre ce que j'ai voulu dire.

Il est des maladies, et en grand nombre, qui guérissent sans autre intervention que l'hygiène, la plus simple hygiène, et c'est la meilleure médecine qu'on puisse faire dans bien des circonstances. Si un enfant a la rougeole, la petite vérole bénigne, une scarlatine légère, un rhume peu grave; si même il a une fièvre typhoïde d'un caractère simple, la meilleure médecine, soyez-en certains, est la médecine purement hygiénique, la médecine dans laquelle le médecin interviendra le moins possible.

Cela dit, vous allez tout de suite comprendre, messieurs, que certains individus auront beau jeu pour employer leurs remèdes, même les remèdes homœopathiques; car si au début d'une rougeole, d'une scarlatine, d'une petite vérole, d'une fièvre typhoïde, ils donnent un remède empirique qu'ils auront administré avec d'autant plus de soin qu'il aura été plus chèrement acheté par la famille, si le malade guérit, qu'arrivera-t-il? C'est que tout de suite on fera honneur au remède d'une curation imputable à coup sûr à la nature seule. Cela arrive tous les jours.

Il est une maladie bien plus grave en apparence, qui effraye bien plus que celles que je viens d'indiquer : c'est le faux croup. Il n'y a pas de famille, pour ainsi dire, où de pauvres enfants n'aient été atteints de cette affection. Cependant, quoi qu'on fasse, dans les quatre-vingt-dix-neuf centièmes des cas, ce croup est de toutes les maladies la plus bénigne qu'on puisse imaginer. Cet étranglement, cette toux croupale, cette toux de coq, cette toux de chien qu'ont les enfants, le plus ordinairement c'est un rhume qui commence; si on laisse le malade tranquillement dans son lit, si la mère le met près d'elle pour le réchauffer, le lendemain les choses sont rentrées dans l'ordre sans l'intervention de la médecine. Mais vous comprendrez que si un empirique, un charlatan intervient, il pourra faire du mal, mais pas assez pour être cause de la mort de l'enfant. Je parle ici de ce qu'on appelait autrefois le croup; le vrai croup est malheureusement trop sérieux; mais, Dieu merci! il est relativement très rare quand on le compare au faux croup dont je vous entretiens en ce moment.

La grande difficulté et la plus importante des conditions, est donc la connaissance de la marche naturelle des maladies; et la cause de la fortune des charlatans, c'est que précisément ils sont incapables de connaître les maladies : c'est là ce qui leur donne confiance en eux-mêmes; c'est ce qui fait que certains empiriques peuvent être honnêtes, et ceux-là croient vraiment avoir guéri.

Dites-moi comment un homme étranger à notre profession pourra distinguer un rhume qui dure longtemps, et qui a un peu épuisé le malade, d'une phthisie pulmonaire, alors que nous médecins, après avoir passé trente ans dans les hôpitaux, sommes quelquefois singulièrement embarrassés? L'empirique, qui ne sait pas examiner le malade, et qui ne l'entend plus tousser, l'empirique croira lui-même au succès; les malheureux qui auront acheté le remède croiront avoir été guéris et seront les premiers prôneurs, les premiers propagateurs du remède. Mais il n'y a rien de réel dans un grand nombre de circonstances. Quand le remède empirique sera tombé sur une phthisie pulmonaire, il en précipitera ordinairement la marche ; quand il tombera sur un catarrhe ou un rhume, il ne l'empêchera pas de guérir : voilà tout.

Il en est de cela comme de beaucoup de maladies. Les maladies convulsives sont, aux yeux des gens du peuple qui ne sont pas éclairés, aux yeux des gens qui ne connaissent pas notre métier, des maladies souvent très graves en apparence, mais qui n'ont pourtant aucune gravité réelle. Certaines maladies convulsives des jeunes femmes ont un appareil formidable ; d'autres, désignées sous le nom d'épilepsie, se révèlent quelquefois à peine par un geste, par un mouvement des paupières, par un hoquet, par une légère trépidation dans un bras. L'empirique, et, avec lui, tous les gens du monde, trouveront que le malade frappé de grandes attaques nerveuses a la maladie sérieuse. Pour le médecin, celui qui a le simple petit geste, le petit mouvement dont je parlais, celui-là a la maladie réellement, vraiment grave et presque toujours incurable ; tandis que l'autre est ordinairement facile à guérir. — Or, si l'empirique administre son remède contre toutes les convulsions, ignorant qu'il est de la nature de la maladie, il croira de bonne foi avoir guéri une maladie bien autrement sérieuse que celle que le médecin aura traitée sans succès.

Il est certaines affections, comme la perte, la chute des cheveux, qui affligent beaucoup de gens. Il n'est pas de jour que l'on ne voie annoncés dans les journaux d'excellents remèdes pour guérir la calvitie ; il n'est pas de jour que l'on n'entende dire à de très honnêtes gens : « J'ai acheté de la pommade du lion ou de la pommade du chameau ; j'en ai frotté la tête de mon fils, ou de ma fille, et il lui est repoussé une chevelure splendide. » C'est vrai ; seulement, pour le médecin qui sait qu'après toutes les maladies aiguës, qu'après l'accouchement, les cheveux tombent et qu'ils repoussent ordinairement plus beaux et plus touffus qu'auparavant, il n'y a rien là d'extraordinaire ; mais, pour la personne étrangère à notre art, la pommade du lion ou du chameau a tout fait.

A l'Académie, presque tous les mois, on envoie un spécifique pour faire repousser les cheveux. Le bureau, qui y met un peu de malice, nomme ordinairement pour commissaires les trois académiciens les plus chauves... Nous n'avons jamais vu qu'aucun d'eux, même au bout de six mois ou un an, eût un cheveu de plus ; mais, par compensation, ils en avaient ordinairement quelques-uns de moins.

Chez beaucoup de gens, il y a une autre manie : c'est d'avoir toujours les maux des autres. Assurément vous en connaissez qui, toutes les fois qu'on parle d'un malade, s'écrient : « Ah! c'est comme moi ! » — C'est qu'il y a, en effet, quelque chose de commun dans toutes les maladies ; et comme l'attention de celui qui souffre ne se porte que sur les phénomènes dont on lui parle, les autres restant dans l'ombre, chacun de nous imagine qu'il a la maladie de son voisin : mais, en fait de maladie, on est toujours dans sa propre peau, jamais dans celle des autres.

J'ai connu dans le Loir-et-Cher un vieux médecin qui, lorsque, devant lui, une femme parcourait l'histoire médicale de sa vie, depuis les premiers troubles de l'adolescence jusqu'aux périls de l'enfantement et jusqu'à ceux d'un âge un peu plus mûr, disait toujours : « Ma chère amie, c'est comme moi !!! »

Or, cette manie d'avoir toujours les mêmes maladies que les autres fait la fortune des empiriques.

Chose triste, mais qu'il faut dire bien haut, messieurs, les malades veulent être trompés, ils le veulent ! Lorsqu'un médecin honnête entre dans une maison, qu'il a la conviction profonde et absolue qu'une maladie sera guérie le lendemain, s'il le proclame tout haut, et conseille tout simplement un peu de tisane et un cataplasme, ne dit-on pas : « C'est bien la peine d'avoir fait venir cet homme-là ? » Le malade est, en effet, guéri le lendemain ; le médecin a fait preuve de grand sens, il a montré qu'il connaissait la maladie, puisqu'il en a prédit l'issue d'une manière en quelque sorte mathématique. Non, on lui en sait mauvais gré ; il fallait qu'il donnât quelque chose, une drogue quelconque. Le malade veut être trompé !

En outre, le malade a de l'impatience : elle est très légitime et je n'ai rien à dire à cela ; il nous oblige toujours à agir, à agir quand même, à agir même avec violence. C'est à nous de résister ; et c'est à nous, pour le satisfaire, parce qu'il faut dans quelques circonstances pourtant satisfaire à cette juste impatience, c'est à nous, dis-je, de lui donner des riens, mais de nous garder soigneusement de quoi que ce soit qui puisse aggraver son état.

Les procédés simples, connus, ne conviennent guère, il faut autre chose. La vieille duchesse de Montebello, femme du maréchal Lannes, dont M. Bretonneau était l'ami et le médecin, avait reçu de ce praticien la recette d'une petite pommade, faite avec un peu de précipité rouge, contre les maladies des yeux ; il l'avait donnée à la vieille duchesse pour se guérir : elle avait les paupières un peu malades. La pommade avait fait miracle. En excellente femme qu'elle était, elle crut qu'elle pouvait être utile aux paysans de sa contrée ; elle fit préparer suivant cette formule, par son pharmacien, plusieurs kilogrammes de cette pommade, laquelle, placée dans de petits pots de cristal très soignés, s'appelait la pommade de la duchesse de Montebello ; — non pas qu'elle y mît son nom et la vendît, je ne veux pas dire cela, — mais cette pommade se retrouvait partout : si bien que M. Bretonneau voyait souvent revenir la pommade de madame la duchesse de Montebello chez des malades qu'il traitait. Vous voyez comment s'était établi ce choc en retour.

En somme, cette pommade de la duchesse de Montebello guérissait beaucoup mieux que la pommade de Bretonneau, parce qu'il y avait cette différence, que la première était un remède secret, et que la seconde était une pommade formulée, qu'on pouvait prendre chez le pharmacien.

Tous les jours nous employons, dans le traitement de cette maladie redoutable qu'on appelle l'asthme, le datura stramonium, la belladone, le sel de nitre. Bien des gens ne veulent pas de ces remèdes. Nous leur donnons une ordonnance pour prendre chez l'apothicaire 250 grammes de feuilles de datura stramonium, et pour en faire des cigarettes ; nous prescrivons une solution de nitrate de potasse avec un peu de teinture de belladone; nous leur disons de prendre du papier, de l'y faire tremper, de le laisser sécher, de le rouler en cigarettes et d'en aspirer la fumée. Non, le remède est trop simple, il coûte trop bon marché. Aussi préfèrent-ils acheter chez des empiriques, qui ne disent pas leur secret, des cigarettes qu'ils payent très cher et qui sont faites avec le datura ; ils préfèrent acheter du papier nitré sous le nom de *papier Fruneau*. Ils les payent très cher, tandis qu'ils eussent eu pour quelques centimes les cigarettes et le papier dont je parlais. Mais le remède secret guérit infiniment mieux !

Il y a, messieurs, des gens qui prennent, gardent et sont peu disposés à rendre. Quand il s'agit d'argent, cela ressortit aux tribunaux ; quand il s'agit d'hygiène, cela ressortit un peu à la médecine. Nous avons les pilules de Morisson, les pilules angéliques, les pilules d'Anderson, les grains de santé de Frank, les pilules Déhot, les pilules de Clerambourg, etc., etc. ; nous avons ainsi quelques milliers de recettes. Tout cela est univoque ; c'est toujours de l'aloès, de l'extrait de rhubarbe, de la coloquinte. On dore, on argente les pilules, on les met dans de petites boîtes bien ficelées, bien arrangées, et cela se vend un grand prix. Si nous, nous nous avisons de formuler les mêmes pilules purgatives, le malade n'en veut pas, ça ne lui convient pas; les autres pilules sont infiniment meilleures, il les a payées plus cher, c'est un remède secret.

Pour remédier aux mêmes misères, vous voyez vanter, à la quatrième page des journaux, l'*Ervalenta.* On la vend 6 francs le kilogramme. Les tribunaux s'en sont un peu émus, on a cité l'individu qui vendait l'ervalenta. Il a dit : « Mon remède est tout simplement de la farine de lentilles, *ervum lens*, génitif *ervi lentis;* du génitif, j'ai fait *erva lenta:* ne suis-je pas bien coupable! » — Le tribunal l'a condamné à 5 francs d'amende, comme c'est l'habitude, et le lendemain il a vendu pour 500 francs de son médicament, parce que, comme c'est encore l'habitude, les condamnations font vendre un peu plus qu'auparavant : la condamnation devient une annonce.

Un autre fut jaloux; les succès de l'ervalenta l'empêchaient de dormir, il a inventé la revalescière, la *Revalescière du Barry*. C'est l'anagramme d'*ervalenta*, c'est exactement la même chose, encore de la farine de lentilles.

Mais si nous nous avisons de prescrire à une de nos malades de prendre le matin, à son déjeuner, un peu de purée de lentilles, comme ça ne lui coûterait que vingt centimes, elle ne le veut pas; elle achète la revalescière, l'ervalenta; elle préfère guérir par le remède secret vendu par le charlatan; elle ne veut pas guérir par nous, tant est grande la puissance de l'annonce et tant on a la volonté d'être toujours trompé.

Nous voulons être trompés, nous voulons être volés : c'est une chose singulière; et puis, lorsque nous avons été par trop dupes, nous nous fâchons, étonnés de recueillir la tempête quand nous avons semé le vent!

Il est un fait encore plus étrange : c'est que la confiance se donne, en beaucoup de circonstances, en raison de la grossièreté de celui qui exerce l'empirisme. Beaucoup d'entre vous ont vécu dans les campagnes. A quel chirurgien s'adresse-t-on ? A celui qui est le plus sale et le plus ivrogne. Si le chirurgien est, je ne dis pas ivre, mais soûl vingt heures par jour, c'est lui qui est le plus en crédit. On le prendra titubant sur ses pieds, la tête avinée ; on lui demandera un avis, qu'il essayera vainement de donner, incapable qu'il est d'écrire et de formuler. Je le répète, on va au plus grossier, au plus ignoble, au plus sale, au plus avili dans ses mœurs ; sa vogue est plus grande, et malheureusement il en est un peu comme cela même dans les grandes villes.

Il y a quatre jours, on condamnait un empirique qui avait voulu enlever le sein d'une femme atteinte de cancer; la femme était morte dans les quarante-huit heures, et, à l'autopsie, on trouvait dans tous les organes une effroyable quantité d'arsenic. Cet individu avait appliqué ce qu'il ne connaissait pas, l'orpiment ; il y avait eu une épouvantable absorption d'arsenic, la femme était morte empoisonnée. Ces malheurs-là arrivent tous les jours. Il est vrai que cet homme, qui ne savait pas lire, cela a été démontré aux débats, avait demandé 7000 francs ; c'est ce qui avait fait tout son mérite : un homme qui demandait 7000 francs ne pouvait pas être un âne. On lui donna cette somme, la femme mourut empoisonnée, et l'homme fut condamné à deux ans de prison. Il est rare que justice se fasse aussi bien.

Dans nos campagnes, ce sont les bergers qui sont en possession de faire le métier du médecin. Les bergers passant cinq ou six mois de leur vie en plein champ, avec leurs moutons, sont considérés comme des contemplateurs des astres ; ils sont presque tous magiciens ; il y a toujours sur leur houlette quelques signes plus ou moins cabalistiques. En général, le berger est très vénéré, très redouté dans les campagnes ; c'est un médecin empirique, il jette des sorts, il donne des formules.

Les rebouteurs sont une autre plaie. — Un individu se casse ou se démet le pied; vous croyez qu'on va chercher le médecin? Non, on va chez le rebouteur. C'est ordinairement un homme grossier, sans aucune éducation, mais il reboute, dit-on, de père en fils. Tous ces gens-là vous diront : «Il m'a parfaitement bien rebouté; voyez, je marche à merveille.» Mais comme le rebouteur ne sait pas distinguer une fracture de l'extrémité de la jambe d'une luxation, il achève de casser une jambe imparfaitement cassée; et quand il s'agit d'une entorse, il ne l'empêche pas de guérir : voilà tout. Mais les gens, riches ou pauvres, ne veulent pas autre chose que le rebouteur.

On a voulu savoir quelles étaient les pratiques de certains rebouteurs moins inhabiles et plus heureux. Ici, à Paris, un médecin fort recommandable, M. Lebâtard, a étudié ces pratiques du reboutage; il a voulu savoir ce que c'était, et il a fait connaître dans les journaux de médecine, honnêtement, comme un loyal médecin doit le faire, ces procédés et ces pratiques. — A l'Académie de médecine, un autre médecin nous a lu quelques mémoires sur le massage du rebouteur. Cette pratique est aujourd'hui dans le domaine médical, des médecins honnêtes l'y ont introduite, l'ont enseignée; mais non, on aime mieux le rebouteur, parce que c'est un homme stupide et grossier; et l'on ne veut pas du médecin qui a appris et qui sait ce qu'il fait.

L'étrangeté du remède est bien encore pour quelque chose dans sa valeur. S'il fallait vous dire tout ce qui a été publié d'étrange et de singulier en fait de formules, j'en aurais pour un jour tout entier. Savez-vous comment, à la campagne, les empiriques guérissent les douleurs? C'est très simple. Lorsque, le dimanche, en allant à la messe, — cette condition est de rigueur, — ils trouvent une taupe mâle, ils la saisissent et l'étreignent entre leurs mains de manière à l'étouffer. Tant que leurs mains n'ont pas été lavées, et ils n'abusent pas du savon, ils sont aptes à guérir toutes les douleurs. Vous entendrez des gens très recommandables vous dire : « J'ai fait venir cet empirique, et il a guéri mes douleurs en me frottant ; il a guéri celles de ma femme, celles de ma vache. »

Le cœur de crocodile, le cœur de caméléon, sont des remèdes des plus puissants que nous possédions dans le traitement de la fièvre quarte. Nous avions le quinquina, il est vrai ; mais qu'est-ce que cela? Le cœur de caméléon doit être bien plus parfait, d'autant plus qu'on ne trouve pas facilement des caméléons.

Dans les siècles passés, les bourreaux étaient en grand honneur, ils vendaient de la graisse de pendus. Le fait est authentique ; je possède chez moi une réclame d'un pharmacien de Paris qui déclare que sa graisse humaine vaut mieux que celle du bourreau, attendu qu'en l'assaisonnant de certaine façon il l'empêchait de rancir. Il y avait lutte entre les apothicaires et les bourreaux pour vendre de la graisse humaine.

Que vous dirai-je des bézoards oriental, occidental, du bézoard humain, antidotes puissants, dont je n'oserais vous donner la traduction vulgaire, même après avoir lu l'émouvante relation de la bataille de Waterloo par M. Victor Hugo?

Plus un remède est stupide, plus il est sale et plus il est étrange, plus il a de chance de réussir.

Quant aux supercheries de ces messieurs, elles sont nombreuses, je vais vous en citer une qui a fait grandement fortune pendant quelques années dans Paris.

Il y avait un homme qui s'occupait des maladies des yeux comme le prêtre polonais dont j'ai parlé. Il venait chez lui des gens atteints de cataracte ; il leur demandait, comme cela est d'usage, 300 francs d'avance et 600 francs quand ils seraient guéris, mais il n'acceptait jamais les 300 francs avant de les avoir fait voir un peu. Voici comment il s'y prenait. Quand l'individu atteint de cataracte venait chez lui, le charlatan le plaçait en face du jour, puis il lui donnait à lire le gros titre d'un journal; l'individu ne pouvait rien lire, sa pupille se contractait sous l'influence de la lumière, les rayons visuels passaient au centre de la lentille cristalline. L'empirique lui ordonnait alors des frictions sur les tempes et les sourcils; il lui donnait quelque remède propre à dilater la pupille (c'était de la belladone), et il lui disait : « Vous reviendrez dans quatre jours, — avec cent écus, il est vrai, — vous reviendrez, et si vous lisez le même journal, vous me donnerez les cent écus. » — L'individu revenu, on le mettait à l'opposé du jour; la pupille, déjà dilatée par la belladone, se dilatait davantage, le champ de la vision s'élargissait : l'individu lisait dans son journal même des caractères un peu plus fins; il donnait les 300 francs. Le tour était joué.

C'est là une de ces supercheries communes qui s'exercent encore tous les jours.

Il y a, messieurs, à côté des charlatans ignobles dont j'ai parlé, des empiriques dans une certaine mesure honnêtes. Il y a des secrets de famille qui se transmettent, même dans les très grandes familles. Il en est un dont vous avez peut-être entendu parler : c'est le secret de la reine de Hongrie, pour la conservation de la beauté. La recette a été trouvée dans le livre d'heures de la reine de Hongrie; elle était arrivée là par une voie mystérieuse; sur quoi la reine de Hongrie elle-même donna le certificat que je vais lire :

« Moi, Dona Isabelle, reine de Hongrie, âgée de soixante-
» douze ans, infirme de membres et goutteuse, ai usé un an
» entier de la présente recette, laquelle me donna un hermite
» que je n'avais jamais vu et n'ai su voir depuis, qui fit tant
» d'effet sur moi qu'en même temps je guéris et recouvrai mes

» forces, en sorte que, paraissant belle à chacun, le roy de » Pologne me voulut épouser, ce que je refusai pour l'amour » de Notre Seigneur Jésus-Christ. »

Voilà un secret de famille et une attestation très importante. C'est la fontaine de Jouvence. Depuis ce temps, l'eau de la reine de Hongrie a continué de faire fortune.

Il n'y a pas un château, à moins qu'il n'ait été acheté par des roturiers, qui ne conserve ses traditions et ses livres de recettes. On en a contre la rage, on en a contre les ulcères, contre les hydropisies, contre les maux d'yeux.

Je n'aurais rien à dire de cette administration gratuite qui se fait aux pauvres malades, parce qu'en définitive les trois quarts du temps cela est donné par des mains honnêtes, si dans quelques circonstances il n'y avait un danger très grand. Les recettes contre certaines maladies des yeux sont périlleuses ; les recettes contre la rage sont plus dangereuses encore. On est mordu d'un chien, on prend la recette de Saint-Hubert ou la recette transmise dans une famille ; on ne cautérise pas, on n'enlève pas la partie malade, et l'individu succombe deux ou trois mois après avec des accès épouvantables de rage. Ce n'est pas le remède qui l'a tué, je ne l'accuse pas, mais le remède a empêché la médecine utile d'agir ; à ce titre, le remède a été dangereux.

Ici, à Paris, les religieuses de Saint-Vincent de Paul sont en possession de guérir ce qu'on appelle *les maux*, le panaris entre autres. La religieuse de mon service à l'Hôtel-Dieu est une excellente fille, fort pieuse, fort convaincue des vertus de son onguent. Elle guérit chaque année quelques centaines de panaris avec une phalange ou deux de moins. La pauvre femme a la conviction qu'elle guérit tous les maux. Si bien que quand je me prends à avoir un furoncle, ce qui m'arrive malheureusement souvent, elle veut me traiter, car elle guérit les furoncles, les brûlures, toujours avec la même recette, de la même manière ; elle fait cela gratuitement, mais elle a la profonde conviction qu'elle guérit toutes les maladies dont je parle.

Ces personnes-là ont donc confiance en elles, et à ce titre, en vérité, je ne puis les flétrir ; je ne peux que déplorer ce qui se fait, mais je ne peux pas les accuser comme tout à l'heure j'accusais les charlatans. Du moment qu'un individu croit à ce qu'il fait, je lui dois de l'indulgence. Nous regardons à tort, messieurs, comme gens de mauvaise foi ceux qui ne sont pas de notre communion. L'Hindou qui meurt saintement en tenant la queue d'une vache n'est pas un homme que nous devions plus mépriser que le musulman qui meurt en regardant la Mecque. Il a foi en Dieu, il a une foi honnête ; il est triste qu'il ait celle-là, mieux vaudrait peut-être une autre, mais enfin il ne mérite aucun blâme : il a foi, voilà tout.

Je ne dirai pas que l'homœopathie, qui est une autre branche de l'empirisme, ne renferme pas de croyants. Cependant j'affirme que je connais quelques homœopathes ayant foi en ce qu'ils font. C'est une chose étrange que de croire à l'homœopathie ; mais enfin que voulez-vous que j'y fasse ? Il y a des gens qui croient à tant de choses, qu'en vérité ils peuvent bien croire à celle-là.

Avant de parler de l'homœopathie, j'ai voulu en essayer. J'en ai essayé publiquement, dans les salles de mon hôpital, non pas que je me croie permis de faire une expérience sur des malades d'hôpital ; je l'ai faite dans des cas où je pouvais faire de la médecine expectante, où je pouvais attendre, dans des cas où la maladie devait se guérir par les efforts de la nature, ou bien était au-dessus de toutes ressources. Je me croyais donc permis parfaitement de donner des médicaments que je regardais comme tout à fait inoffensifs, après en avoir fait usage sur moi-même d'abord. Pendant plus de six mois, à l'Hôtel-Dieu, en compagnie d'un de mes très bons amis, homœopathe très convaincu, j'ai fait des expériences avec des globules homœopathiques, et je vous déclare sur mon honneur que jamais une fois dans ma vie je n'ai vu un effet que je pusse et que je dusse rapporter à l'action de ces remèdes.

Peut-être bien, messieurs, ne savez-vous pas tous exactement ce que c'est qu'une dose homœopathique. Écoutez un instant.

Vous prenez une goutte de suc de pavot qui contient de l'opium, vous la mettez dans cent gouttes d'eau distillée, puis vous agitez d'une certaine façon le petit flacon dans lequel le tout est contenu, et vous donnez trente-cinq secousses, mais, entendez-le bien, ceci est sacramentel, *de l'est à l'ouest*. Je ne plaisante pas le moins du monde.

Vous prenez une goutte de ces cent gouttes, vous la mettez dans cent autres gouttes d'eau distillée, et vous faites comme précédemment.

Notez bien que chaque goutte ou chaque division s'appellera une dilution ou une atténuation. Si vous prenez une goutte de la première, c'est un centième de grain ; si vous prenez une goutte de la seconde, c'est un centième de grain multiplié par 100, c'est-à-dire un dix-millième de grain. A la troisième atténuation, c'est un millionième de grain. Mais comme on fait cela trente-deux fois, on arrive à une fraction dont le numérateur étant 1, le dénominateur est 1 suivi de 64 zéros, c'est-à-dire que la goutte de suc de pavot se trouve maintenant répandue dans une quantité de liquide qui serait contenue dans une sphère ayant un diamètre plus grand que la distance de la terre au soleil, calcul que vous pouvez faire chez vous.

M. Korsakoff a été plus loin. La 32e dilution, dit-il, c'est trop fort ! Il est allé jusqu'à la 1500e atténuation, c'est-à-dire jusqu'à une fraction dont le numérateur est 1, et le dénominateur 1 suivi de 3000 zéros !

Voilà où arrive la folie homœopathique.

Savez-vous l'objection qu'on oppose ? Lorsque, devant des homœopathes, moi tout le premier, les élèves de mon service, les malades qui en riaient, nous prenions des flacons tout entiers de leurs globules, malgré leurs menaces d'une attaque d'apoplexie, d'un crachement de sang, de ceci ou de cela, sans jamais éprouver le plus petit effet, ils disaient : « Sans doute, nos doses agissent sur l'homme malade, mais non sur l'homme sain. »

Il n'y a qu'une petite difficulté, c'est que les expériences homœopathiques ont été faites sur l'homme sain par Hahnemann lui-même, le grand chef de l'école homœopathique, le père de cette doctrine. Hahnemann s'attablait avec quatre, cinq, six de ses adeptes, tous hommes bien portants ; ils prenaient les remèdes, et, pendant huit, quinze jours, un mois, deux mois quelquefois, ils écrivaient consciencieusement toutes les sensations qui traversaient la plus petite partie de leur corps; c'est avec cela qu'a été faite la matière médicale de Hahnemann. J'en appelle à ceux qui voudront la lire, c'est une étude philosophique assez curieuse. — Par conséquent, l'objection tirée de ce qué l'on applique à l'homme sain ce qui doit être appliqué à l'homme malade est une objection sans aucune valeur.

Mon Dieu, messieurs, nous avons fait et nous faisons souvent aussi de la médecine homœopathique. J'avais pris chez le confiseur ce que l'on appelle des nonpareilles, petits bonbons blancs, bonbons qui sont gros comme un grain de millet et qu'on met sur les biscuits de Savoie ; je donnai ces bonbons sortis de chez le confiseur conjointement ou alternativement avec des globules homœopathiques. J'ai eu des effets, il n'y a pas de doute, comme j'en ai eu avec des remèdes homœopathiques, c'est-à-dire qu'il arrivait que certaines femmes très irritables, quand j'avais mis une grande solennité dans l'administration du remède, prenaient quelques accidents, quelques troubles nerveux d'une sorte ou d'une autre, et qu'en définitive j'aurais été tenté, si je n'avais pas su ce dont il était question, d'attribuer à mon remède les effets que je constatais.

Ceux de vous qui ont lu le voyage de M. Huc en Tartarie et dans le Tibet, savent comment la médecine se fait dans ces pays-là; c'est encore la médecine sacerdotale qui y est pratiquée. Quand un homme est malade, il va à la lamaserie la plus voisine. Il arrive, le prêtre lui donne une pilule; mais il n'a pas toujours sa pilule; alors il écrit le nom du médicament sur un petit morceau de papier, le mâche un peu, en fait une pilule, la fait avaler, et le malade est guéri.

Dans les lettres de Jacquemont on lit qu'à Cachemire on conserve religieusement trois poils de la barbe de Mahomet. Ces trois poils sont très puissants dans le traitement d'une multitude de maladies. Il va là jusqu'à cent mille pèlerins par an, dont un grand nombre reviennent guéris. Entre le globule homœopathique, la pilule du lama et le pèlerinage aux trois poils de la barbe de Mahomet, il n'y a véritablement pas une très grande différence.

Il est une phrase, messieurs, qui revient sans cesse dans les discussions, c'est la phrase : *J'ai vu*. Parmi les témoignages de ceux qui disent *J'ai vu*, et qui le répètent, il y a des témoignages véridiques : l'eau de Monsieur un tel a guéri le crachement de sang; le bézoard, cette saleté que j'indiquais il y a un moment, a guéri la rage, le mal de dents; j'ai vu guérir l'épilepsie (c'est un témoin qui parle) par l'os du cœur d'un cerf..... Il est vrai qu'il n'y a pas d'os dans le cœur d'un cerf, mais ça ne fait rien, — je l'ai vu !

Il y a une formule très célèbre pour guérir la fourbure des chevaux; quelques-uns de vous peuvent la connaître, mais c'est également un secret de famille transmis notamment dans l'ouest de la France. Il consiste à arracher de la queue du cheval malade un crin, un seul, que l'empirique connaît. Dans les contrées dont je parle, vous entendrez des gens très honnêtes vous dire : « Mon cheval était fourbu, j'ai vu l'homme arracher un crin de la queue, et mon cheval est guéri : voyez comme il trotte à ma voiture. » — Tous les jours cela arrive : J'ai vu ! Ce sont des témoins véridiques.

Au Japon, quand il se fait une éclipse de soleil, c'est le dragon qui mange le soleil ; quand il se fait une éclipse de lune, c'est le chien noir qui avale la lune. Tout le monde l'a vu, tout le monde, et personne, que je sache, ne conteste la chose. — Il y a bien des gens chez nous qui pensent que l'interposition de la lune entre notre terre et le soleil peut contribuer pour quelque chose à cacher le soleil, et que l'ombre de la terre projetée sur la lune fait bien quelque chose pour l'éclipse de la lune ; mais, pour le Japonais, il a vu le dragon manger le soleil, et le chien manger la lune.

Voilà le témoignage véridique de ceux qui ne savent pas interpréter, de ceux qui veulent qu'à tout prix le remède donné ait été le remède guérissant.

Les témoignages des croyants sont un autre ordre de témoignages dans l'empirisme.

Nous avions, au lycée de Lyon, où j'ai terminé mes études classiques, un maître de quartier très honnête, très pieux, très croyant, et surtout très désireux de nous faire croire tous : c'était une excellente intention. Un jour (nous étions alors élèves de rhétorique), il nous raconta comme quoi, étant à Bâle, il avait vu une fille possédée du démon, laquelle fille avait été enlevée jusqu'au haut de l'église et marchait le long des arêtes du plafond avec ses cheveux en guise de pattes. Cela me parut légèrement singulier, et, malgré le respect que je devais à mon maître d'étude, je souris un peu, ce qui me valut une très mauvaise note et faillit presque me faire chasser du lycée.

Eh bien! messieurs, dans les auteurs anciens, vous lirez qu'Aristide allant au temple d'Esculape à Pergame, avait vu un muet se baigner dans la fontaine sacrée, lequel muet recouvra immédiatement la voix et se mit à prophétiser. Il l'avait vu; que voulez-vous que je vous dise? Il l'avait vu! C'était là un témoin croyant. — Je suis bien convaincu qu'il ne l'avait pas plus vu que mon maître d'étude n'avait vu la femme se promener au haut de l'église de Bâle; mais enfin c'était un témoin croyant, en le disant il avait une bonne intention.

Et puis, s'il y a des témoins complaisants, il y a des gens qui veulent bien se laisser tout dire et qui font semblant de croire. « Que voulez-vous, disent-ils, cela leur fait tant de plaisir et à nous si peu de mal; laissons les choses aller comme elles vont. » Voilà ce que vous entendrez dire à beaucoup de gens.

Mais voyons comment, dans une grande nation qui était déjà éclairée, je parle de l'Angleterre, les croyances les plus étranges ont pu s'établir sans protestation.

Les rois de France avaient la prétention de guérir les écrouelles; ils touchaient le cou ou les tumeurs de ceux qui avaient des humeurs froides. C'était un privilége que le roi Charles X exerça encore lors de son sacre en 1825. Les rois d'Angleterre avaient la même prérogative; ils l'ont exercée tout à fait en grand jusqu'aux jours de Locke et de Newton. Dans le 5ᵉ volume de l'*Histoire d'Angleterre* de Macaulay se trouve l'histoire du *toucher du roi*. — Charles II a touché sous son règne cent mille scrofuleux. Jacques II, dans un tournée qu'il fit en Angleterre, toucha en un seul jour, dans l'église de Chester, huit cents malades. — Guillaume III, qui venait après la révolution de 1688, n'avait point grande foi dans sa puissance, et lorsque les prêtres anglicans venaient à lui parler du *toucher du roi*, Guillaume ne s'y prêtait qu'avec peu de bonne grâce. — Mais avant Charles II, il y avait eu Charles Ier, et longtemps avant eux un roi très peu orthodoxe, Henri VIII, le tueur de femmes, la Barbe-Bleue de l'Angleterre, lequel avait touché les écrouelles tout comme ses prédécesseurs l'avaient fait et tout comme ses successeurs le devaient faire. Or, il y avait, au *toucher du roi*, cent mille témoins. On avait vu le roi sur son trône, entouré des évêques d'Angleterre; on avait entendu l'un des évêques lire le verset de saint Marc : « Vous imposerez les mains sur eux, et ils seront guéris. » Ils avaient vu le roi prendre un petit ruban auquel pendait une pièce d'or (ce qui pouvait bien attirer quelques pèlerins), mettre la pièce d'or au cou de ceux dont il touchait les plaies. Ils avaient vu cela ! Il y avait en Angleterre deux à trois millions d'individus qui croyaient très fermement aux miracles que faisait le roi. Si bien, en définitive, que les miracles que faisaient les rois orthodoxes qui avaient précédé Henri VIII furent continués par les rois très hétérodoxes dont la série commence avec ce monarque.

Si les empiriques étaient capables de recevoir les enseignements de l'expérience, j'en prendrais plus aisément mon parti ; mais ils sont certainement de bien dangereux théoriciens, des théoriciens bien plus dangereux que les dogmatistes eux-mêmes. Laissez-moi vous dire pourquoi.

On reproche aux dogmatistes leur inflexibilité. Le dogmatiste a un système, il a des principes, il marche suivant ces principes ; le dogmatiste est inflexible, il doit l'être jusqu'à nouvel ordre. Il dit quelquefois : « Périsse le malade plutôt qu'un principe. »

Il a tort, j'en conviens, de tenir ce langage, mais il le fait en vertu d'une conviction raisonnée ; il a étudié longtemps, il est éclairé ; il n'a pas une expérience suffisante, je l'accorde, mais il est instruit, il est apte à juger, etdans un temps qui ne va pas être bien long, ce systématiste, ce dogmatiste, va s'apercevoir que les faits parlent haut, et il perdra bientôt quelque chose de l'inflexibilité de ses doctrines et de ses systèmes. Bientôt il va être ramené où sont ramenés tous les dogmatistes à la fin de leur vie médicale, à la médecine d'expérience, à la véritable médecine, empirique, expérimentale.

Mais il n'en est pas de même de l'empirique grossier. Il ne voit que la maladie et qu'un malade, jamais deux malades; il ne saisit aucune différence; le remède, il l'applique d'une manière inflexible : rien ne pourra le changer, parce qu'il n'a pas en lui les connaissances nécessaires pour cela, et parce que, faisant appliquer presque toujours le remède par des mains étrangères, il sera à tout jamais incapable de juger du bien ou du mal qu'il fait. En un mot l'empirique, je ne saurais trop le répéter, est bien plus dangereux que le dogmatiste le plus violent.

Je m'aperçois, messieurs, que j'ai longtemps parlé et que j'ai abusé de votre bienveillante attention. Je termine.

Si tout à coup un accident arrivait à l'engin puissant qui donne la vie à un immense atelier; si la houille, cet aliment des machines; si le générateur, qui est le cœur d'où part le sang, c'est-à-dire la vapeur qui va tout animer; si l'arbre de couche et les leviers divers qui en sont en quelque sorte les membres, viennent à faire défaut ou à se briser, tout, dans l'atelier, s'arrête et rentre dans le silence du tombeau. Adieu le luxe du patron, adieu le travail et l'aisance de l'ouvrier! — Laissez-moi vous donner un conseil, messieurs. Sortez bien vite, et allez chez le marchand de vin chercher quelque ivrogne, priez-le de venir réparer la machine.

Mais non, ce n'est pas là que vous irez, pas plus, messieurs, que, vous trouvant à bord d'un navire en péril sur une côte hérissée de récifs et battu par les vents impétueux, vous n'iriez chercher un passager obscur au fond de la cale pour tenir la barre du gouvernail ou commander la manœuvre;

vous resteriez silencieux, et personne de vous ne s'aviserait de prendre le porte-voix du capitaine pour dominer les cris de la tempête : vous comprendriez qu'il y a là quelqu'un qui sait mieux son métier, et que c'est à lui que vous devez confier le salut de l'équipage.

Or, messieurs, le corps de l'homme, œuvre de Dieu, est-il, que vous sachiez, une machine moins compliquée, moins parfaite que la machine, œuvre du génie de l'homme? Si, chez vous, qui gagnez noblement votre vie par le travail, la maladie vient s'asseoir au foyer domestique, adieu les plaisirs légitimes, récompense du passé, espoir de l'avenir! Chaque jour, vous voyez le mobilier s'abîmer dans le gouffre béant de l'usure; chaque jour, votre femme se dépouille d'un de ses atours pour aller chercher le remède qu'il vous faut et payer le charlatan qui le vend au poids de l'or. Ah! messieurs, n'attendez pas que l'empirique avide ait pris le dernier joyau de l'artisan, l'anneau des fiançailles, en échange d'un médicament menteur et dangereux; appelez un médecin qui exerce honnêtement son métier, qui l'a étudié, et, s'il n'a pas le bonheur de vous guérir, du moins lui sera-t-il donné de vous consoler.

FIN.

Paris. — Imprimerie de L. MARTINET, rue Mignon, 2.

www.ingramcontent.com/pod-product-compliance
Ingram Content Group UK Ltd.
Pitfield, Milton Keynes, MK11 3LW, UK
UKHW020210200726
13856UKWH00004B/1292